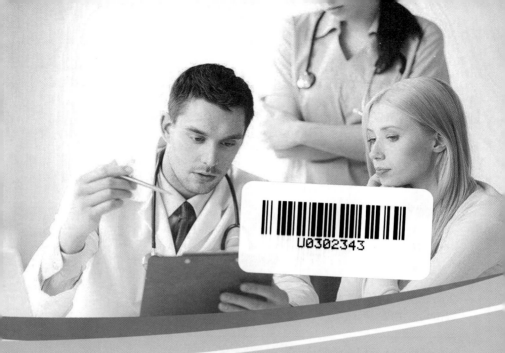

大肠癌预防

综合治疗策略

戴恒兵　主　编

云南出版集团公司

云南科技出版社

图书在版编目（ＣＩＰ）数据

大肠癌预防与综合治疗策略 / 戴恒兵主编. -- 昆明：云南科技出版社，2018.3 （2021.9重印）
ISBN 978-7-5587-1242-5

Ⅰ．①大… Ⅱ．①戴… Ⅲ．①大肠癌－防治 Ⅳ．①R735.3

中国版本图书馆CIP数据核字(2018)第063019号

大肠癌预防与综合治疗策略
戴恒兵　主编

责任编辑：王建明　蒋朋美
责任校对：张舒园
责任印制：蒋丽芬
装帧设计：庞甜甜

书　　号：978-7-5587-1242-5
印　　刷：廊坊市海涛印刷有限公司
开　　本：850mm×1168mm　　1/32
印　　张：5.5
字　　数：166千字
版　　次：2020年7月第1版　2021年9月第2次印刷
定　　价：43.00元

出版发行：云南出版集团公司云南科技出版社
地址：昆明市环城西路609号
网址：http://www.ynkjph.com/
电话：0871-64190889

前　言

　　大肠癌为结肠癌和直肠癌的总称，是目前最常见的恶性癌瘤之一，仅次于胃癌、食管癌，并且在过去的几十年内，世界上很多国家或地区的大肠癌发病率都呈现上升的趋势。近年来，我国青年人患大肠癌的比例在不断攀升，且男性多于女性。面对大肠癌发病率和死亡率不断上升的严峻形势，国内外肿瘤工作者很早便在大肠癌的基础理论和临床方面进行了大量的研究，并取得了可喜的进步，诊断治疗水平和临床疗效都有了明显的提高。大肠癌的治愈率、生存质量和生存期也都有了显著的提高和延长。

　　全书重点介绍了大肠癌的基础知识、治疗、复发转移以及大肠癌的预防，力求在大肠癌的治疗和预防上给广大群众一个比较清晰的思路和具体的指导，以降低大肠癌的发病率和提高治愈率、早期诊断率和治疗效果。本书文字简洁、内容丰富，通俗易懂，适合基层医师和广大群众参考阅读。

　　尽管在本书的编写过程中，编者付出了巨大的努力，但由于医学发展较快，加之编写经验不足，书中恐存在疏漏或不足之处，恳请各位读者不吝赐教，以期再版时完善。

目　　录

第一章　大肠癌的分期和临床表现

第一节　大肠癌的分期

1.Dukes 分期

此分期系 1935 年由著名的英国大肠癌专家 Dukes 创立。他将大肠癌分为 A、B、C 3 期,方法简单实用,至今广为应用。A 期为癌限于肠壁内。B 期为癌已侵及肠壁外。无论癌限于肠壁内还是侵及肠壁外,只要淋巴结已有转移,即属 C 期。其中癌灶邻近淋巴结转移者属 C_1 期,肠系膜高位淋巴结转移时属 C_2 期。Dukes 之后,陆续有不少人对其分期加以修改,提出了各种"改良的 Dukes 分期"。如今引用较多的是 Astler 与 Coller 提出的改良 Dukes 分期。他们仅将限于黏膜层及黏膜下层的癌归入 A 期;癌侵及固有肌层时属 B_1 期;癌已侵出固有肌层时属 B2 期;癌限于肠壁内但有淋巴结转移时为 C_1 期;癌已侵出肠壁且有淋巴结转移时为 C_2 期。

2.我国的大肠癌分期

1978 年于第一次全国大肠癌会议提出了中国分期,后于 1982 年根据我国的临床资料提出了苏州分期,1990 年全国肿瘤防治办公室与中国抗癌协会合编的《中国常见恶性肿瘤诊治规范》再次修改了中国大肠癌分期。但是在肿瘤治疗国际化的今天,采用国际通用标准进行大肠癌分期是进行国际化标准治疗和比较的基础,我们建议采用 UICC/AJCC 的 TNM(2002)分期。

3.TNM 分期

1997 年，UICC 提出的 TNM 分期，但 2002 年又在分析了大量的临床资料后作了修改，提出了 UICC/AJCC 的 TNM 分期系统（2002），是目前国际使用的标准系统。

（1）结直肠肿瘤 UICC/AJCC 的 TNM 分期

T—原发肿瘤

Tx：无法评价原发性肿瘤或原发瘤不能确定或不能确定浸润深度

T_0 无原发性肿瘤的依据

Tis：原位癌，上皮内或黏膜内

T_1：肿瘤侵犯黏膜下层

T_2：肿瘤侵犯肠壁肌层

T_3：肿瘤穿透肌层达浆膜下或进入无腹膜被覆的结肠周围或直肠周围组织

T_3：扩展分期：

pT_{3a}：最小浸润，超出肠壁肌层＜1mm

pT_{3b}：轻度浸润，超出肠壁肌层 1～5mm

pT_{3c}：中度浸润，超出肠壁肌层 5～15mm

pT_{3d}：扩散浸润，超出肠壁肌层＞15mm

T_4：穿透浆膜或直接侵犯其他器官或组织结构

T_4：扩展分期：

pT_{4a}：肿瘤直接浸润邻近器官或组织

pT_{4b}：肿瘤穿透脏层腹膜

N—区域淋巴结

Nx：无法评价区域淋巴结

N_0：无区域淋巴结转移

N_1：结肠或直肠周围 1～3 个区域淋巴结转移

N_2：结肠或直肠周围≥4 个区域淋巴结转移

M—远处转移

M_x:无法评价远处转移

M_0:无远处转移

M_1:有远处转移

2)结直肠癌 UICC/AJCC 的临床分期

0 期:$TisN_0M_0$

Ⅰ期:$T_1N_0M_0$

　　　T_2:N_0M_0

ⅡA 期:$T_3N_0M_0$

ⅡB 期:$T_4N_0M_0$

ⅢA 期:$T_{1\sim2}N_1M_0$

ⅢB 期:$T_{3\sim4}N_1M_0$

ⅢC 期:任何 TN_2M_0

Ⅳ期:任何 T 任何 NM_1

第二节　大肠癌的临床表现

一、大肠癌的临床特点

1. 年龄

一般来说,大肠癌的发病随年龄增长而迅速上升。上海市区居民从 45~75 岁,年龄每增加 10 岁,大肠癌的发病率增加 1 倍以上。上海市 2003 年资料显示,35~40 岁的大肠癌年发病率为 7.54/10 万,55~60 岁为 63.71/10 万,75~80 岁为 229.2/10 万。因此,大肠癌好发于中老年人群中。

但流行病学的研究发现,在大肠癌低发区青年人大肠癌十分常见。20 世纪 70 年代,有学者在收集分析国内大肠癌文献时发现,我国大肠癌患者的中位年龄为 50 岁左右,较欧美报道的提前了 15 年左右。欧美的大肠癌患者中 40 岁以下已属少见,一般只占 2.2%～4.5%;30 岁以下者更罕见,一般只占 0.005%～2%。但国内 20 世纪 70 年代文献中 40 岁以下者一般占 35% 左右,30 岁以下者也占 10% 左右。可见当时大肠癌发病年龄提前,青年人大肠癌已经成为我国大肠癌流行病学特点之一。但随着大肠癌发病率的逐渐上升,这种情况逐渐发生变化。如上海市区 1972～1974 年共有 2312 例新发病大肠癌患者,其中 30 岁以下者 114 例,占 4.9%,全部患者的中位年龄为 58 岁;1990～1992 年的新发病大肠癌患者数上升达 6096 例,其中 30 岁以下者仅为 51 例,占 0.8%,全部患者的中位年龄已达 65 岁;2003 年<30 岁大肠癌占 0.42%,大肠癌的中位年龄超过 70 岁。我国 20 世纪提出的年轻人大肠癌特点已有很大变化。我国地域辽阔而各地经济发展参差不一,大部分内陆地区及农村大肠癌仍较低发,这些地区青年人大肠癌依然常见如前。因此,临床医师不能以患者年轻而忽视患大肠癌的可能。

但在上海及东南沿海及城市,大肠癌发病率上升较快的地区,主要是老年大肠癌增加明显。以上海市为例,1972～1974 年上海市大肠癌新发病患者中 70 岁以上者只占 20.4%,但 1990～1992 年时已占 32.9%,2003 年 70 岁以上的大肠癌更增加到占大肠癌的 51.2%,即约每 2 例中有 1 例为 70 岁以上的老人。因此,如老年人出现有关症状时必须尽早做有关检查,避免延误诊断、治疗。

2.性别

大肠癌在男女性的患病概率相似。如 1997 年美国新发大肠癌患者男性 67800 人,女性 66800 人。大肠癌在男性癌症患者中占 8.6%,仅次于前列腺癌(占 43%)、肺癌(13%),为第 3 位常见癌。在女性癌症患者中大肠癌占 11.2%,仅次于乳腺癌(30%)、肺癌(13%),亦为第 3 位常见癌。1995 年的上海市区新发病大肠癌患者中,男性 1057 人,女性 987 人。大肠癌在男性癌症患者中占 10.8%,次于肺癌(25.3%)、胃癌(17.5%)、肝癌(11.9%),为第 4 位常见癌。在女性癌症患者中大肠癌占 31.4%,仅次于乳腺癌(42.8%),为第 2 位常见癌症。2003 年的资料大肠癌在男女性中的发病位次未见改变。2005 年上海市男性新发病例 2967 例,女性新发病例为 2733 例,发病机会近似。

3.部位分布

美国在 1997 年时有 69.9%的大肠癌位于结肠,其所占比例的增加主要是由于右半结肠癌发病增多。以英国的 Belfast 市为例,1976～1978 年大肠癌中的右半结肠癌占 23.5%,直肠癌占 44.4%。但 1990 年右半结肠癌已升至 48.7%,而直肠癌已减至 26.9%。在我国大肠癌低发区,直肠癌远比结肠癌多见,可占 80%左右。但在发病率较高的上海市,2005 年大肠癌中的结肠癌已占 59.4%。

在我国,50%的大肠癌可通过简单易行的直肠指检发现,75%～80%的大肠癌可通过普通的硬管乙状结肠镜检查发现,这一概念依然应予反复强调。但随着大肠癌发病率的上升,对发病部位趋向近侧大肠的规律也必须有所认识。因此,用纤维结肠镜对全大肠进行检查也日趋重要。

1957～1989 年,上海市男女性结肠癌的发病率比 1972～1974 年上升了 80%左右。但同时期男女性胃癌的发病率却分别下降了 19.2%与 2.9%。这种发病率一升一降的情况对临床鉴别诊断有重要影响。因为,结肠癌尤其是右半结肠癌与胃癌临床表现有相似之处,如均可有贫血、腹痛、黑便、大便隐血阳性。1972～1974 年,上海市胃癌、结肠癌的新发病例分别为 7140 例与 1014 例,两者之比为 7∶1。当时如遇有上述症状的患者时,临床医师如考虑肿瘤,大多重视胃癌的可能而较少想到结肠癌的可能。但随着结肠癌发病率的迅速上升和胃癌发病率的逐渐下降,1995 年时胃癌、结肠癌的新发病例分别为 2629 例与 1202 例,两者之比已减至 2.19∶1。因此,如今临床医师遇到有上述症状的患者时,就不可忽视结肠癌的可能。至少在胃镜检查结果不能满意解释患者的症状时,必须及时做纤维全结肠镜检查或钡剂灌肠检查了解有无结肠肿瘤的可能。

4.病程

从出现症状至确定诊断所经历的时间谓之"病程"。大肠癌患者的病程长短可变化极大。由于约80％的大肠癌由腺瘤演变而来,而由腺瘤演变成癌平均历时5～10年。一些腺瘤尤其是位于直肠、乙状结肠的腺瘤常可出现便血、黏液便等症状,这些症状可间歇发生、反复多年直至最后演变成癌。这些患者的病程可长达数年之久。患者及医师常可因其病程漫长而误为痔、慢性结肠炎等,而不怀疑其有肿瘤的可能。另一方面不少腺瘤,尤其是位于近侧结肠者可不产生明显症状,甚至直到癌变仍可毫无症状。英国的Harolcastle等对27000余例50～74岁的无症状人群做大肠癌普查,结果检出大肠癌111例,其中分别有19％、5％已属第Ⅲ、Ⅳ期。可见在无症状的大肠癌中有约1/4的患者病期已晚,故临床医师对有症状者更不能等闲视之。遗憾的是据复旦大学附属肿瘤医院统计,20世纪80年代在该院收治的直肠癌患者来院前有1/6在其他医院延误1年以上,有1/2的患者耽误3～12个月。这种情况与60～70年代相比变化不大。收集80年代国内各地报道的6025例大肠癌中,Ⅰ、Ⅱ期患者只占43.2％,Ⅲ、Ⅳ期患者则占56.8％。此与患者出现症状后未及时就诊或被医师误诊耽搁的情况十分普遍密切相关,应该引起充分的注意。

二、症状与体征

如上所述,在无症状的人群中普查检出的大肠癌已有部分属Ⅲ、Ⅳ期,可见并非所有的大肠癌患者均有症状。临床上常见的症状与体征可归纳为以下几个方面。

1.肿瘤出血引起的症状

便血是大肠癌最常见的症状之一,是左半结肠癌和直肠癌最常见的症状。血便的颜色可以为鲜红色、暗红色、柏油样或黑褐色。当肿瘤位于近端结肠,血液由于肠道的作用,可表现为黑便或柏油样便;远端结肠或直肠肿瘤出血时,血液常为暗红色或鲜红色。肿瘤的位置越靠近直肠,出血的颜色越接近于鲜血的颜色。值得指出的是,出血量与肿瘤性质无明显关系,与肿瘤的严重程度也无必然联系。良性肿瘤或非肿瘤病变也可发生大出血,而恶性肿瘤亦可仅有潜血阳性。

当长期的失血超过机体造血的代偿功能时,患者即可出现贫血。复旦大学附属肿瘤医院左、右半结肠癌患者中分别有 38.0% 和 58.8% 的患者血红蛋白<100g/L,最低者甚至不足 30g/L。治疗的Ⅰ、Ⅱ期结肠癌患者中也分别有 34.9% 及 50.9% 血红蛋白低于 100g/L,故也不能以贫血情况而断定患者已属晚期。

2.大便形状改变

直肠、肛管肿瘤当体积增大到一定程度时,常使大便的外形发生改变,表现为大便变细、变形等。痔疮有时也可以有大便形状的改变,但一般痔疮患者虽有大便形状改变,但便血的特点和直肠肛管肿瘤不同,其大便带血常在大便表面,血不与粪便混合,血液呈鲜红色。而肛管、直肠癌患者的便血常为混合性,在粪便中混有脓血、黏液等成分,并常带有坏死组织,可资鉴别。

3.大便习惯改变

大便习惯改变主要是排便次数的改变,包括腹泻、便秘、腹泻便秘两者交替、排便不尽、排便困难等。腹泻是指排便频率增加,粪便稀薄和(或)含有异常成分,一般次数在每日 3 次以上。便秘是指排便次数减少,每 2~3 天或更长时间排便 1 次,无规律性,粪便干结,质地较硬,可伴有排便困难感。

4.腹痛和腹部不适

腹痛和腹部不适也是大肠癌的常见症状,结肠癌患者腹痛相对而言更为多见,其发生率可达 60%~81%。根据疼痛时间可分为阵发性疼痛和持续性疼痛;根据疼痛的性质可分为隐痛、钝痛、绞痛。

5.腹部肿块

不管是良性还是恶性肿瘤,当肿瘤生长到一定体积时都可出现临床上可扪及的腹部肿块,恶性肿瘤较良性肿瘤更容易表现为腹部肿块。

文献中大约 40％的结肠癌患者在确定诊断时已有腹块可触及。

6.急、慢性肠梗阻症状

当肿瘤生长至相当体积阻塞肠腔或浸润肠壁引起肠管狭窄时,可以引起完全性或不完全性梗阻症状,特点是梗阻症状常呈进行性加重,非手术方法难以缓解。左半结肠中肠内容物比右半结肠中干稠,故阻塞症状较常见,发生肠梗阻的机会可达 31.5％,比右半结肠癌多 1 倍左右。

7.急性结肠穿孔和腹膜炎表现

文献报道结肠癌合并结肠穿孔者占 6％左右。大肠癌在穿孔发生之前常伴有不同程度的低位肠梗阻,如腹胀、腹痛、肛门停止排便排气等前驱症状,在此基础上突发腹部剧痛、全腹压痛及反跳痛、板样腹、发热或全身中毒症状者,此时应考虑是否有穿孔可能。值得注意的是,老年或体弱患者的腹膜刺激症状可不明显,应综合考虑,避免判断失误。

8.慢性消耗性表现

随着疾病的进展,肿瘤患者可出现慢性消耗性表现,如消瘦、乏力、贫血等,晚期患者可呈恶病质状态。贫血是大肠癌较为常见的临床表现。对贫血伴大便性状和习惯改变者,应首先考虑大肠癌可能。

9.淋巴结转移的临床表现

部分大肠癌患者可以首发表现为左锁骨上淋巴结转移,而尚无肠道方面症状,其为晚期肿瘤的表现。结直肠癌发生髂血管旁淋巴结转移时,淋巴可逆流至腹股沟而发生腹股沟淋巴结转移,亦属晚期的表现。髂血管旁淋巴结广泛转移者可压迫髂静脉甚至下腔静脉,导致下肢的水肿和阴囊或阴唇水肿等。但肛管癌腹股沟淋巴结转移时,如尚局限则仍可行腹股沟淋巴结清除而有根治的可能。

10.腹腔种植播散引起的临床表现

癌或肿瘤侵及浆膜层时癌细胞可脱落进入腹膜腔,种植于腹膜面。膀胱-直肠凹(或子宫-直肠凹)为腹膜腔最低的部位,癌细胞易种植于此。直肠指检(或阴道-直肠指检)可触及该区有种植结节。当腹膜面广泛种植播散时,可出现腹腔积液及种植灶浸润压迫肠管而致肠梗阻。有时癌细胞随肠腔中的大便下行而种植于肛瘘,或误将直肠癌诊断为"痔出血"而做痔切除术,在其手术创面上形成种植性转移灶。

11.血道播散引起的症状

偶尔大肠癌患者原发灶症状不明显,却以血道转移如肝转移、骨转移等为首发临床症状。发生血道转移时最常见的部位为肝、肺、骨,分别占 36.5%、34.6%和 19.2%。

第二章　大肠癌的流行病学和病因

一、发病情况

大肠癌在经济发达地区和国家十分常见,如北美、西欧、澳大利亚、新西兰等地大肠癌的粗发病率达每年 40/10 万～66/10 万,一般为第 2～4 位常见癌症。据统计,约 6％的美国人在其一生中将患大肠癌。但在发展中国家大肠癌较低发,如在西非、南亚等地大肠癌的粗发病率为每年 13/10 万～29/10 万。

2002 年全球共有新发癌症病例 1090 万,其中大肠癌 102.3 万,占 9.36％,为第 3 位常见癌症(前两位为肺癌 181.3 万,乳腺癌 115.1 万)。大肠癌新发病例中男性 550465 例,女性 472687 例,发生于发达国家新发病例占 2/3。但近年发展中国家大肠癌的发病率上升迅速,值得注意。2002 年大肠癌共死亡 528978 例,新发病例与死亡病例之比为 1：0.517。

全球范围的统计发现,在原高发的地区大肠癌发病率的上升很少,但在经济迅速崛起的国家和地区大肠癌的发病率则迅速上升。如日本的宫城县 1973～1987 年男性大肠癌(年龄标化发病率)平均每 5 年增加 35％,女性则增加 27％。同期东欧大肠癌(年龄标化发病率)平均每 5 年增加 14％。中国的大肠癌发病情况与国际相同,发病率呈快速上升状态。目前尚无国家总的统计报告。Yang 等 2004 年发表的根据中国 1991 年的死亡数报告预测中国大肠癌 2000 年和 2005 年的死亡数,与 1991 年相比,2005 年的死亡数增加 70.7％,年增长率为 4.71％。

世界卫生组织报道,我国 2002 年新发大肠癌为 150656 例,其中男性 89102 例,女性 62514 例,成为全球大肠癌发病数最多的国家。当年死亡数为 89102 例,新发病例数与死亡数之比为 1∶0.591。

上海市肿瘤研究所金凡等的研究发现,1987～1989 年与 1972～1974 年相比,上海市区胃癌、肝癌、食管癌的发病率已趋下降,但大肠癌尤其是其中的结肠癌发病率却迅速上升(男、女性的结肠癌分别上升 84.6％与 78.1％,直肠癌分别上升 6.1％及 8.8％)。大肠癌的发病位次也发生了较大的变化,从 1962 年的第 7 位恶性肿瘤到 2003 的第 2 位恶性肿瘤。

近年某市大肠癌发病率仍在继续上升,2005 年大肠癌标化发病率为 43.55/10 万,其中男性发病率为 24.05/10 万,女性为 19.50/10 万。上海市区大肠癌累积发病率(0～74 岁)为 2.3％～2.5％,即每出生 40～42 人,其中就有 1 人日后将患大肠癌。

二、饮食结构及生活方式与大肠癌

已有的研究显示,大肠癌是与饮食结构和生活方式关系非常密切的肿瘤,研究较多的主要有以下几个方面。

1.高蛋白、高脂肪的摄入

全球范围内的调查发现,在大肠癌高发的北美、西欧、澳大利亚等国人们每日进食的脂肪量在 120g 以上,在大肠癌发病率居中的波兰、西班牙、南斯拉夫等国每人每天消费的脂肪在 60～120g,而大肠癌低发的哥伦比亚、斯里兰卡、泰国等地每人每天的脂肪消费量只有 20～60g。高、低发区大肠癌的发病率相差可达 6 倍以上,中、低发区则相差 3 倍左右。中国营养学会推荐,热能的食物来源中,脂肪能量不宜超过 30％。据 1992 年的调查,上海市区每人每天消费脂肪 86.4g,在热能来源中占 31.2％,郊区则分别为 58.7g 与 22.4％。同时期上海市区男性大肠癌年龄标化发病率为 21.5/10 万,与国际上大肠癌发病率居中的西班牙、波兰同时期的发病率相似。

对从日本移居到美国的男性日本移民的研究发现,将 1959～1962

年与 1949～1952 年相比,在这短短的 10 年之中,他们的结肠癌死亡率已迅速上升至与美国白种人相等的高水平。上述来自低发区的移民群体在短时间内大肠癌发病率迅速上升的情况有力地证明,环境因子系作用于癌形成过程的后期。对从大肠癌低发区南欧移居到高发区澳大利亚移民的研究发现,由于他们与来自波兰或东南亚移民的相比更大程度地维持其原来的烹饪饮食习惯,因此他们的大肠癌死亡率就没有很快地上升趋向澳大利亚人的高水平。

2.低纤维素的摄入

大肠癌与食物中纤维素含量呈负相关。浙江医科大学的杨工等在一项对照研究中发现,摄入新鲜蔬菜(尤其是十字花科蔬菜)、新鲜水果与结、直肠癌的发病危险性呈显著负相关,且剂量-反应关系非常显著($P<0.01$)。分析营养素与结、直肠癌关系发现膳食纤维起着重要的保护性作用。

3.微量元素与维生素

近年的研究显示,部分微量元素与大肠癌的发生密切相关,如硒、钙、锌、铁与大肠癌发生呈负相关。天津的一项研究显示,大肠癌患者饮食中,上述微量元素明显摄入不足。

4.体力活动减少和肥胖

美国加州的一项研究提示,经常进行体力锻炼或体力劳动的人群大肠癌的危险度明显减低。

三、遗传与大肠癌

大肠癌的遗传倾向明显,有 20％～30％的患者与遗传相关。主要分为两种情况:遗传易感性和遗传性大肠肿瘤。前者是指有大肠癌家族史;后者主要包括两种遗传性大肠肿瘤,即家族性腺瘤病(FAP)和遗传性非腺瘤病性结直肠癌。

有 10％～15％的大肠癌发生于"一级亲"(包括父母、兄弟姐妹、子女)中有患大肠癌的家族中。Lovett 等发现,伦敦一般人群一生中患大肠癌的危险性为 1/50,而"一级亲"中有患大肠癌时此危险性升至 1/17。1 个一级亲、1 个二级亲(包括祖父母、外祖父母、伯、叔、姑、姨、舅、侄、甥、孙及外孙)患大肠癌时,此危险性为 1/12;1 个一级亲在 45 岁前患大肠癌时此危险性为 1/10;2 个一级亲患大肠癌时此危险性可高达 1/6。文献中报道,对有大肠癌家族史的人群做纤维结肠镜检查,腺瘤的检出率为 21%～40%。由于至少约 80% 的大肠癌系由腺瘤演变而来,故检出腺瘤并予摘除将可预防大肠癌的发生。Meagher 等对 600 例大肠癌患者的一级或二级亲(年龄 30～83 岁,平均 53 岁)做纤维全结肠镜检查,发现 39% 有息肉(其中 2/3 为腺瘤,1/3 为化生性息肉),6.2% 有癌(其中 Dukes A54%、B 21%、C 25%)。Gullem 等报道大肠癌患者的无症状一级亲属中做纤维肠镜检查,大肠腺瘤的检出率为 14.4%(一级亲中有 1 人患大肠癌时检出率为 13.1%,有 2 人以上患大肠癌时检出率为 23.8%),而无症状的一般人群中检出率为 8.4%。他们发现大肠癌患者的男性一级亲 40 岁开始患大肠腺瘤的危险性上升,50 岁以上时腺瘤检出率比同年龄一般人群高 1 倍,达 40%。文献中大肠癌患者近亲中肠镜检查发现的腺瘤与癌有 31%～50% 位于脾曲近侧结肠,故均应行全结肠镜检查。

　　目前已有两种遗传性易患大肠癌的综合征被确定。一种为"家族性腺瘤性息肉病",占大肠癌患者的 0.5%～1%。分子基因学已证实遗传性大肠癌的发生与基因变化的累积相关,FAP 是以 APC 基因突变致使一系列基因变化的结果。另一种为"遗传性非息肉病性大肠癌",大肠癌中 5%～10% 发生于本病患者中,主要是由错配修复基因突变所致的恶性肿瘤。

四、大肠癌高危人群

　　已有的研究支持有下列情况者属大肠癌高危人群。临床医师对高危人群的了解将有助于早期诊断,对高危人群进行监测、普查有利于降低大肠癌的发病率与死亡率。

1.有肠道症状的人群

在大肠癌日趋常见的情况下,临床医师切不可对有便血、大便频数、大便黏液、腹痛等症状的患者掉以轻心,轻率地诊断为痔、肠炎等。1993年,Neugut对有便血、腹痛或大便习惯改变等症状的1172例患者做结肠镜检查,发现8.6%的患者患大肠癌,25%的患者患大肠腺瘤。欧美无症状的成人大肠癌普查中,大肠癌的检出率为0.2%～0.4%。无症状与有症状的两者比较可十分清晰地证明有肠道症状者属高危人群。

2.大肠癌高发区的中、老年人

大肠癌的发病率在40岁以后随年龄增长而迅速上升。以上海市区为例,1992～1997年不同年龄组大肠癌的粗发病率(每年发病数)如下:35～40岁8.5/10万,45～50岁21.2/10万,55～60岁50.3/10万,65～70岁111.2/10万,75～80岁160.8/10万。Parker等报道美国1991～1993年的调查资料,每诞生约17个婴儿,日后一生中就将有1人患大肠癌,即患大肠癌的概率为1/17。其中,自出生至39岁时患大肠癌的概率男性为111667,女性为1/2000;40～59岁时男性为1/109,女性为1/143;60～79岁时男性为1/23,女性为1/31。以上两组资料均提示,40岁以后大肠癌的发病危险性明显上升,年龄越大危险性也越大。在如今大肠癌正趋多见的情况下,临床医师对中、老年人出现便血、大便习惯改变、腹痛、贫血等症状时均应警惕,应及早做有关检查。

3.大肠腺瘤患者

大肠腺瘤属癌前病变,多数的研究认为80%以上的大肠癌系由大肠腺瘤演变而来。因此,凡检查发现的腺瘤均应摘除,以预防日后大肠癌的发生。但大肠腺瘤摘除后的患者中有30%以上的将会再长新的腺瘤,因此这些患者在治疗后仍应按高危人群严密随访。

4.以前患过大肠癌者

文献报道,有2.5%～11%的大肠癌患者在手术切除后可在余留的大肠中再长新的原发性大肠癌。其发生率的高低与术后随访时间长短有关,时间越长其发生率也随之上升。

5.大肠癌患者的家庭成员

大肠癌的发生虽然主要与生活方式、环境相关,但遗传因素也具有相当重要的角色。研究发现,大肠癌患者的子女患大肠癌的危险比一般人群高2～4倍。但患者的配偶虽生活于同一家庭,饮食相同,但大肠癌的发生机会并未上升。Woolf 在大肠癌患者的近亲中以硬管乙状结肠镜检查,发现45%有腺瘤,在患者的配偶中检出率仅5%。在欧美50岁以上的人群中约10%有一级近亲患大肠癌。按美国结、直肠外科学会推荐的方案,一级亲属中有1人患大肠癌时,应从35岁起每年做直肠指检与大便隐血检查,自40岁起每3～5年做全结肠镜检查。如一级亲属中有>2人患大肠癌或有40岁以前患大肠癌时,则应更早开始上述检查,且应每2年做1次结肠镜检查。

6.遗传性非腺瘤病性结直肠癌

为常染色体显性遗传性疾病,以大肠癌发病年龄早、癌位于近侧结肠中多见及多原发大肠癌常见为特点。患者的一级亲属中约80%将发病,在全部大肠癌患者中5%～10%系本病患者,因此并非罕见。为近年来大肠癌研究的热点之一。

7.家族性大肠腺瘤病

为常染色体显性遗传性疾病,本病的发生现已确定与染色体5q21基因异常相关,50%的患者子女将会发病。患者5～10岁时大肠开始出现腺瘤,25岁左右时90%已有腺瘤发生。其腺瘤数在100只以上,甚至可数千只,遍布整个大肠。如不治疗,日后均将癌变(20岁时约50%、45岁时约90%已癌变)。在全部大肠癌中由此病演变而来的大肠癌占0.20～1%。其特点为:发病年龄比一般大肠癌提前20年以上;产生多原发大肠癌的机会可达50%;有1/7～1/3的患者除多发大肠腺瘤之外,还伴发多发性皮肤表皮样囊肿、软组织肿瘤、多发性软骨瘤,称为 Gardner 综合征。他们还可患腹壁或腹腔硬纤维瘤(本病患者中有10%～18%患硬纤维瘤,在绝经前妇女多见)、肠系膜弥漫性纤维化、十二指肠癌、胃癌、甲状腺癌等。

8.溃疡性结肠炎

本病在欧美较多见,但近 20 年来国内的发病也趋增加,故应对其与大肠癌的关系有所了解。Ekbom 等对 1922～1983 年诊断的 3117 例溃疡性结肠炎患者研究发现,他们中的大肠癌发病率为一般人群的 5.7 倍(相对危险性为 5.7)。此相对危险性与病变部位相关,在溃疡性炎症病变限于直肠者最低为 1.7,位于左结肠者为 2.8,而累及全结肠时则为14.8。发生大肠癌的危险也与溃疡性结肠炎的起病年龄相关,在≤15 岁发病者 40%可能患大肠癌,而在 35 岁后起病者中则为 30%。Heimann 等报道 52 例溃疡性结肠炎癌变手术切除病例,患者患此病平均已 21 年(8～46 年)。溃疡性结肠炎癌变时常见多原发大肠癌,Hel-mann 的 52 例中 10 例同时有 2 处大肠癌,5 例有 3 处癌,1 例有 5 处癌,故共 31%有同时多原发大肠癌。此外,其 52 例中分化差的大肠癌占 42%,比一般大肠癌中明显为多。Rosen 等认为,患溃疡性全结肠炎病史≥7 年时属患大肠癌高危对象,应做全结肠镜检查每年 1 次。如连续 2 年病理检查无不典型增生,可改为每 2 年做 1 次全结肠镜检查。患溃疡性左结肠炎者可从患病第 15 年起做全结肠镜检查,每 2 年 1次。患溃疡性直肠、乙状结肠炎者可如一般人群做普查。Choi 等报道Lahey Clinic 2050 例溃疡性结肠炎中有 41 例发生大肠癌,其中 19 例系定期做大肠癌监测检查发现多为早期癌,5 年生存率为 77.2%;另 22 例则未做监测检查,系出现症状而检查发现,较晚期,5 年生存率为36.3%。应该指出的是,定期检查的目的不仅在于早期发现癌,而在于发现有癌变趋向时及早做结肠切除术,以预防大肠癌的发生。Langholz 等报道 1161 例,中位随访 11.7 年(1～26 年),其中有 235 例(20.3%)在随访过程中做了结肠切除,207 例溃疡性全结肠炎中 35%做了手术切除。统计发现此组患者一生中患大肠癌的可能性为 3.5%,而当地全部人群的可能性为 3.7%。可见此病通过积极的内科治疗,以及合理监测检查,发现有必要者适时手术,这样患者患大肠癌的危险可不高于一般人群。

9.克罗恩病

长期患克罗恩病,且起病年龄在 30 岁以前者患大肠癌的危险估计为一般人群的 4～20 倍,从患本病到癌出现平均为 20 年。癌倾向于发生在炎性狭窄的肠段。本病患者发生的结肠癌与一般结肠癌不同之处为:患癌年龄平均为 49 岁,比一般人群患大肠癌早 10 年;10％以上为多原发大肠癌;黏液腺癌 50％(一般人群中的大肠癌中只 9％为黏液腺癌)。Landen 等主张应从发病第 15 年起每 2 年做 1 次结肠镜检查及活检,第 20 年起则应每年检查 1 次。

10.盆腔受过放疗者

子宫颈癌是女性生殖系统常见恶性肿瘤之一,其放疗敏感性高,疗效良好,患者多可长期生存(10 年生存率可达 65％左右)。然而,子宫颈癌放疗后的患者属大肠癌高危人群,其患大肠癌的危险比一般人高 4 倍。Martins 等报道,放疗至大肠癌发生平均间隔 15.2 年,32％发生于放疗后 10 年内,28％发生于放疗后 20 年以后。复旦大学附属肿瘤医院病史资料显示,放疗至发生大肠癌间隔时间中位数为 19 年,36％发生于放疗后 10 年内,36％发生于 20 年以后。癌灶位于原放射野范围内的大肠中,大多为直肠癌。因此,妇科及外科医师对此必须充分了解,以利及时诊断与治疗。

除上述情况外,对石棉工人、吸烟者、乳腺癌或女性生殖系癌病史者、肾癌或膀胱癌病史者、做过输尿管—乙状结肠吻合术者、免疫缺陷者、糖尿病患者等也应注意,因为他们患大肠癌的危险比一般人群为高。

第三章　大肠癌的诊断与鉴别诊断

第一节　大肠癌的诊断

1.早期大肠癌的影像学检查

(1)双重对比造影:传统的钡剂灌肠 X 线检查对早期大肠癌显示常有困难,而气钡双重对比造影技术已大大提高了早期大肠癌的发现率和诊断准确率,目前已成为放射科常规检查。其目的是观察大肠全貌,检查有无多发性息肉和多发癌,观察有无局部肠黏膜破坏、充盈缺损或肠壁僵硬、肠腔狭窄等。

(2)超声检查:直肠内超声检查是以探测肿瘤对直肠壁的浸润程度为目的的一种新的诊断方法,于 1983 年起开始应用于临床。直肠内超声检查能正确地诊断出肿瘤所侵犯的部位及大小。

2.早期大肠癌的内镜检查

凡有便血或大便习惯改变、经直肠指检无异常发现者,应常规进行乙状结肠镜或纤维结肠镜检查。内镜检查能在直视下观察病灶情况,并能取活检做病理学诊断。

纤维结肠镜检查就目前而言是对大肠内病变诊断最有效、最安全、最可靠的检查方法,绝大部分早期大肠癌可由内镜检查发现。

3.早期大肠癌的实验室检查

(1)便隐血试验:由于大肠癌常因黏膜糜烂溃疡而呈现不同程度的出血,因此可利用简便易行的便隐血试验监测大肠癌。早期的便隐血试验为化学呈色方法,常用试剂为联苯胺或愈创木脂等,近年来逐渐被特异性更强的免疫隐血试剂所取代。但由于便隐血试验并不能区分癌性和非癌性出血,故目前多用于作为大规模人群大肠癌普查的初筛手段。但少数早期癌亦可呈假阴性结果而致漏诊。

(2)直肠黏液 T 抗原试验:又称半乳糖氧化酶试验,是检测大肠癌及癌前病变特异标记物的简便方法,只要将直肠指套上黏液涂抹在特制的纸膜或玻片上,经半乳糖氧化酶反应及雪夫氏试剂显色,便可判断患者肠黏膜是否有 T 抗原表达,经临床及普查验证该法对大肠癌的检出有较高的敏感性和特异性,将其用于普查和早期检查,与免疫隐血试验筛检大肠癌有互补效果,但亦存在一定的假阳性和假阴性率。

(3)血清 CEA 的检测:大多数大肠癌患者血清 CEA 水平常升高,超过 $50\mu g/ml$,但该试验的特异性并不强,在一些非消化道肿瘤及良性病变,血清水平亦可升高。此外,CEA 对早期结肠癌和腺瘤性息肉敏感性较差,因此将其用于早期大肠癌检测,效果并不明显。1982 年 Magagi 等利用人结肠癌细胞系免疫小鼠制备的 CA19-9,可以识别有高度癌特异性的唾液神经节苷脂,结果发现 19%～49% 结直肠肿瘤水平升高。

其他如大肠癌相关抗原的检测、鸟氨脱羧酶及血清唾液酸含量的测定,白细胞黏附抑制试验等,研究表明有一定效果,但应用于临床,其特异性、敏感性尚待进一步提高。

4.病理学诊断

(1)乳头状腺癌:占 7.86%,癌组织呈粗细不等的乳头状结构,乳头中央为中心索。根据生长方式又可分为两种类型,①腺癌组织向黏膜表面生长呈绒毛状;②肿瘤深部腺腔扩大呈囊状,囊内呈乳头状增生。乳头状腺癌预后较好。

(2)管状腺癌:占 67.22%,癌组织呈管状结构,根据分化程度,分为 3 级,①高分化腺癌,癌组织由大小不一的腺管构成,癌细胞分化较好,呈柱状或高柱状,排列整齐。②中分化腺癌,癌细胞分化差,大小不甚一致、呈假复层,细胞核大,排列不整齐,常直达胞质顶端。③低分化腺癌,癌组织中仅见少量不规则腺管样结构,癌细胞分化差,多形性,大小不一。核大,胞质少,容易找到核分裂。可形成不规则的细胞条索和癌巢。

(3)黏液腺癌:此型癌肿组织中出现大量黏液为特征。黏液成分占全部癌组织的60%以上时,方能诊断为黏液腺癌。以此为诊断标准,黏液腺癌占结直肠腺癌的10%～20%。

(4)未分化癌:肿瘤内癌细胞弥漫成片,或呈团块状,不形成腺管状或其他组织结构。

(5)腺鳞癌:腺癌与鳞癌见于同一肿瘤内,两种成分充分混合。

(6)小细胞癌:癌细胞体积小,稍大于淋巴细胞。癌细胞常呈紧密镶嵌状排列,胞质少。

(7)鳞状细胞癌:癌细胞呈典型的鳞癌结构,多为中度至低度分化。偶尔找见角化现象和细胞间桥。多位于肛管。

(8)类癌:癌细胞大小、形态、染色较均匀一致,典型的类癌细胞呈多边形,胞质中等,核圆,染色不深,常见巢团状缎带状、腺泡状等多种结构。

第二节　大肠癌的鉴别诊断

1.痔

直肠癌常被误为痔,痔起病缓,病程长,一般不伴有全身症状,其大便带血特点为便时或便后出血,多为无痛性出血,色鲜不与大便相混,常伴有肛门坠胀或异物感,多因劳累、过食辛辣等而诱发或加重。而肠癌患者的便血常伴有黏液和直肠刺激症状,直肠指检和乙状结肠镜检可资鉴别。

2.慢性菌痢

痢疾与大肠癌在腹痛、腹泻、里急后重、排脓血便等临床症状上有相似点,要注意区别。痢疾是以腹痛、腹泻,里急后重,排赤白脓血便为主要临床表现的具有传染性的外感疾病。其腹痛多呈阵发性,常可在腹泻后减轻,腹泻次数可达每日 10～20 次,粪便呈胶冻状、脓血状。而大肠癌起病较为隐匿,早期症状多较轻或不明显,中晚期伴见明显的全身症状如神疲倦怠、消瘦等;腹痛常为持续性隐痛,常见腹泻但每日次数不多,腹泻与便秘交替出现是其特点。此外,实验室检查对明确诊断具有重要价值,如血常规检查、大便细菌培养、大便隐血试验、直肠指诊、钡灌肠及全结肠镜检查等。

3.肠结核

发病年龄较轻,既往多有其他器官结核史,好发于回盲部,有轻重不一的发热、乏力、盗汗、消瘦等活动性结核表现。但增生性肠结核,由于大量结核性肉芽肿和纤维组织增生,使肠壁变厚、变硬,易与盲肠癌混淆,须做病理活检才能明确诊断,X 线钡剂检查,可发现病灶处的激惹现象或跳跃现象,对诊断有帮助。

4.阿米巴肠炎

当病变演变成慢性期,溃疡基底部肉芽组织增生及周围纤维增生,使肠壁增厚,肠腔狭窄,易被误诊为癌肿,此时须做活检。

5.局限性肠炎

好发于青年,常见有腹痛、腹泻、发热、消瘦、贫血、食欲减退、恶心、呕吐、腹块及瘘管形成等症状和体征,经 X 线钡剂和纤维结肠镜可以鉴别。

6.溃疡性结肠炎

症状颇似慢性菌痢,但有反复发作史,大便培养阴性,乙状结肠镜检可见黏膜呈细颗粒状改变,血管纹理消失,伴红斑状充血以及椭圆形小溃疡,其表面常覆以黄白色渗出物,严重者有大的不规则溃疡。

7.其他

如花柳性淋巴肉芽肿,直肠子宫内膜异位症,结肠憩室炎等,可借助症状、体征、X 线检查和纤维肠镜检查以资鉴别。

第四章　大肠癌的病理诊断

1.病变部位

我国大肠癌最多见于直肠,其次是乙状结肠、盲肠、升结肠、横结肠、降结肠,最少见于脾区。应指出的是,有 1% 左右为多发性,这提示我们在诊断、治疗时应注意,以防遗漏病变,对患者造成不可估量的后果。

2.关于大肠癌的多中心生长

大肠癌绝大部分为单个,少数病例同时或先后有一个以上的癌肿发生,其多发倾向仅次于皮肤癌和乳腺癌。在我国血吸虫病流行区,多发性大肠癌的发生率可达 9.4%,比国外报道的高出 1 倍多。但郑芝田指出,多发性大肠癌在高发国家比较多见,其发生率可为 2.5%～11%。国内在 1430 例手术中此种情况仅占 2.6%,其半数以上为同时性多发癌。癌数目可达 2～5 个之多,绝大多数(82%)为 2 个癌灶。

3.大体标本

(1)早期大肠癌系指癌灶限于大肠黏膜层和黏膜下层以上者,一般无淋巴结转移,但癌肿浸润至黏膜下层的病例,约 5%～10% 伴局部淋巴结转移。癌肿浸润限于固有膜,未超出黏膜肌层者,称黏膜内癌;癌肿穿出黏膜肌层,浸润至黏膜下层者,称黏膜下层癌。早期大肠癌大体所见可分为三型。

①息肉隆起型:外观可见有局部隆起的黏膜,有蒂或亚蒂或呈现广基三种,此型多为黏膜内癌。

②扁平隆起型:黏膜略厚,近乎正常,表面不突起或轻微隆起,似硬币状。

③扁平隆起伴溃疡：如小盘状，边缘隆起而中心凹陷。仅见于黏膜下层癌。

（2）晚期大肠癌，系指癌组织侵犯在黏膜下层以下，直至浆膜层者。有人将其肉眼所见分为三类，即肿块型、溃疡型、浸润型，分别为54.2%、28.1%及12.7%。

①肿块型：主要向腔内生长，呈球状或半球状，表面有多数小溃疡，易出血，此型浸润性小，淋巴转移发生较迟，预后较好。

②溃疡型：初起为扁平状肿块，以后中央部坏死，形成大溃疡，边缘外翻呈蝶形，表面易出血和感染。

③浸润型：癌组织主要沿肠壁浸润生长，有明显纤维组织反应，引起肠管环状狭窄和肠梗阻，淋巴转移较早，预后较差。

4.组织学分类

目前，对大肠癌的组织学分类尚不完全一致，一般分为三种。

（1）腺癌：较多见癌细胞排列呈腺管状或腺泡状。根据其分化程度，按 Broder 法分为Ⅰ～Ⅳ级，即低恶性（高分化）、中等恶性、高恶性（低分化）和未分化癌四级。

（2）黏液癌：癌细胞分泌较多黏液，黏液可在细胞外间质中或集聚中细胞内将核挤向边缘（呈印戒细胞癌状），细胞内黏液多者预后差。

（3）未分化癌：癌细胞较小，呈圆形或不规则形，呈不整齐的片状排列，浸润明显，易侵入小血管及淋巴管，预后最差。

5.扩散与转移

（1）直接浸润：大肠癌的生长相对较缓慢，侵袭力较低。由于大肠的黏膜下层、肌层、浆膜下层中的淋巴管、血管较丰富，其周围组织比较疏松，癌组织的扩散往往比在黏膜层更容易。因此大肠癌的直接蔓延系循肠壁内淋巴管扩散，多沿肠管纵轴的垂直方向发展，即沿着肠管周径及向深层浸润。平行肠管长轴方向的扩散较少，很少超越肿瘤上、下缘2～3cm以外。据手术时统计，已穿透肠壁全层者，占70%左右，侵入上述邻近组织内者，结肠癌占23%，直肠癌占38%，说明直肠缺乏浆膜层的屏障作用。

（2）种植播散：常见的种植方式有以下三种情况。

①腹腔种植：癌细胞侵犯至浆膜外时，可以脱落至腹腔内其他器官表面，引起腹腔种植播散。好发部位有大网膜、肠系膜、膀胱直肠凹、子宫直肠凹等，以盆腔 Douglas 窝附近较为常见。可以在阴道触诊时触及硬结，也可以广泛种植于腹腔内，形成癌性腹膜炎。

②肠腔种植：大肠癌灶附近的肠腔内常有脱落的癌细胞附着，在黏膜完整时，癌细胞不会种植生长，但若肠黏膜有损伤，则可在破损处发生种植，这也可能是大肠癌常有多发病灶的原因之一。

③医源种植：多在手术过程中，种植于吻合口和腹壁切口。在手术时应采取防范措施，加以避免。

（3）淋巴转移：近年来对于大肠黏膜的超微结构研究确认，大肠黏膜内无淋巴管存在。因此，大肠的黏膜内癌无淋巴转移的可能，但如病变浸润到黏膜肌层以下，则有淋巴转移的可能。淋巴转移多在肠壁受侵后开始转移，手术时已有区域淋巴结转移者可达 30%～68%，其转移途径是一般先转移到沿边缘动脉与结肠平行的淋巴结，再沿供应病变肠段的肠系膜血管至血管蒂起始部的淋巴结，此种先沿肠管平行方向走行，再沿系膜血管走向中枢的淋巴转移途径，是结肠癌的特征。少数情况下，亦可不依次序而呈跳跃式转移。尤其引流区的淋巴结有转移而阻塞后，也可发生逆行性转移人病灶近侧或远侧淋巴结。但直肠癌则不然，其淋巴引流出直肠壁后，立即沿直肠上血管走行，发生逆行性转移的现象非常少见。

（4）血行转移：多在侵犯小静脉后沿门静脉转移至肝内，大肠癌诊断时已有 10%～15% 的病例转移至肝内，尸检则有 2/3 转移至肝。也可先经 Baston 椎旁静脉丛而首先出现肺转移。其他脏器如骨、脑、肾、卵巢、皮肤均可发生转移。距肛门缘 6cm 以下的直肠癌血行转移率最高，可达 40%～50%；其次为上段直肠癌，约在 20% 以上。结肠癌的血行转移率不足 10%。

第五章　早期大肠癌

第一节　早期大肠癌概述

早期大肠癌为限于结直肠黏膜或黏膜下的癌。

一、早期大肠癌分类

（一）大体分类

早期大肠癌肉眼可分为五型：①蒂型，包括有蒂（Ⅰp）、不全有蒂（Ⅰps）和无蒂（Ⅰs）三个亚型；②平坦隆起型，分为平坦隆起（Ⅱa）与平坦隆起伴凹陷（Ⅱa＋Ⅱc）两种类型；③平坦型（Ⅱb）；④凹陷型，分为平坦隆起伴凹陷（Ⅱc）和轻度凹陷（Ⅱc＋Ⅱa）两种亚型；⑤侧向扩展型（LST）。

早期癌最多见于直肠和右半结肠。息肉一般分为广基（无蒂）和有蒂两种，42％～85％的早期大肠癌有蒂，15％～58％的为广基型。有蒂息肉很少侵犯到黏膜下层深部。Maruyama根据形态学广基或息肉样以及根据蒂的长度将结肠病变分为下列五型：a型，为长蒂病变；b型，为短蒂或无蒂病变；c型，类斑状病变；d型，具有中央凹陷的病变；e型，其他。这些分型与病变内肿瘤类型相关，直径＞1cm伴结肠压迹的b或c型为早期大肠癌的可能性最大，e型大多为绒毛性肿瘤，其他各型既可为良性，亦可为早期癌。所有直径为6～15mm的病变在a～d4型之列。直径为6～9mm病变中，a型（长蒂）最多见于右半结肠，b型（短蒂或广基）没有任何部位优势，c型（类斑状）中30％发生在近侧结肠和降结肠,d 型(中央凹陷)均为恶性。

(二)镜下分类

1.黏膜癌

这是日本学者所用的术语,相当于欧洲学者所指的原位癌。日本学者研究了大肠黏膜内癌的类型,将黏膜内癌分成黏膜内息肉样型和非息肉样型。一组 377 个息肉,98 个(29％)是早期大肠癌,其中 81 个为黏膜癌,117 个为黏膜下癌。

2.黏膜下浸润

Haggitt 等将早期大肠息肉样癌分为有蒂与广基型,并将黏膜下侵犯分为 5 种类级,0 级:无浸润的原位癌;Ⅰ级:黏膜下浸润但只限于息肉的头部;2 级:浸润扩展到息肉的茎部;3 级:浸润到息肉蒂或基底部的任何部位;4 级:浸润超过蒂或基底部,但未及固有肌层。这一分类一直广泛用于评价结肠镜息肉切除标本切除的足够性,但不适用于无蒂的平坦型病变。日本学者已将黏膜下侵犯根据垂直浸润与水平浸润加以分类(表 5-1,表 5-2),这些更适合于大的平坦型病变。垂直分类将黏膜下浸润分成上(SM_1)、中(SM_2)和下(SM_3)1/3 浸润(表 5-1)。根据黏膜下侵犯相当于多少肿瘤宽度,将 SM_1 水平分类为 SM_{1a},SM_{1b},SM_{1c}三型(表 5-2)。

表 5-1　黏膜下垂直浸润分级

分级	浸润范围	定义
SM_1	浸润到黏膜下层的上 1/3	从黏膜肌层往下侵犯深度 $200\sim300\mu m$
SM_2	浸润到黏膜下层的上 1/3	侵犯介于 $SM_1\sim SM_3$ 之间
SM_3	浸润到黏膜下层的上 1/3	侵犯接近于固有肌层的内表面

表 5-2　黏膜下的上 1/3(SM_1)水平浸润分级

分级	定义
SM_{1a}	水平侵犯小于肿瘤宽度的 1/4

分级	定义
SM_{1b}	水平侵犯限于肿瘤宽度的 $1/4 \sim 1/2$
SM_{1c}	水平侵犯超过肿瘤宽度的 $1/2$

在有蒂息肉病人，SM_1 类似于 Haggitt1 级，SM_2 相当于 2 级和 3 级，SM_3 相当于 4 级。

二、早期大肠癌的淋巴结转移

早期大肠癌的淋巴结转移率为 $0 \sim 15.4\%$。未作结直肠切除不能确定淋巴结转移的存在与否，但已有一些研究确定了早期大肠癌淋巴结转移的危险因素。早期癌的肿瘤大小与淋巴结转移可能不相关，目前有争议。与淋巴结转移相关的特征包括肿瘤芽生（即在病变前侧几小簇未分化癌细胞先于浸润而发生）、黏膜癌生长类型、病变主要边缘的肿瘤分化、病变的无蒂外形、位于直肠的癌以及淋巴管、血管内癌细胞的存在。日本大肠癌研究学会将淋巴、血管侵犯程度分类：L_{y0} 和 V_0 分别代表无淋巴管和无血管侵犯，L_{y1} 和 V_1 代表轻微侵犯，L_{y2} 或 V_2 表示中度侵犯，L_{y3} 或 V_3 表示严重侵犯。

Hase 等证明了早期大肠癌淋巴结转移的 5 个组织学危险因素：①中瘤芽生；②在浸润前癌界限不清；③黏膜下浸润前中至低分化肿瘤；④到黏膜下浸润深度增加；⑤淋巴管侵犯。发现少于 4 个危险因素的患者没有淋巴结转移，而具有 4 个或 5 个危险因素的患者淋巴结转移率分别为 33.3% 和 66.7%。偶尔仅肿瘤最深部含有几巢退行发育的细胞侵犯纤维组织或脉管系统，这种灶性未分化成分可能对病变的生物学演变起作用。综合文献发现，早期大肠癌所有淋巴结或远处转移的病人均为分化差的癌或具有灶性分化差的癌。因此，早期大肠癌存在的任何退行性发育成分与淋巴结转移的危险性相关。

早期大肠癌转移的淋巴结可能比较小，大约有 50% 的阳性淋巴结直径为 2～6mm,而且阳性淋巴结的比例随肿瘤大小增加而增加。早期大肠癌有淋巴结转移的病人中,大约半数有灶性分化差的肿瘤,淋巴管侵犯者约占 1/4。早期大肠癌极少转移到肝和肺,远处转移均与原发于直肠肿瘤、广基型、SM_3 级浸润和淋巴侵犯有关。

三、腺瘤与早期大肠癌

腺瘤可发生癌变。早期大肠癌似乎呈两种类型的进展:一是在腺瘤内相当缓慢的癌变,并最终发展成癌;二是比较有争议的快速深度癌侵犯,正如微小平坦型癌(Ⅱb 或 Ⅱa 型)一开始发生的那样。持续性腺瘤成癌比例随浸润深度增加而减少:74％为黏膜内癌,33％为黏膜下癌,未见侵犯到固有肌层。从 24 例家族性腺瘤样息肉病患者切除的5000 个腺瘤的研究表明,18.3％为平坦型,12％为凹陷型,69.7％为息肉样型。平坦型腺瘤(Ⅱb 和 Ⅱc)首次由 Muto 等报道,其总恶变率高于小息肉样腺瘤。平坦腺瘤中央凹陷的存在是发育不良增加的标记,而且在内窥镜检时可能把它用来确定病变的恶性与否。

四、早期大肠癌的诊断

早期大肠癌的诊断主要依靠内镜和活检,往往是息肉切除后行病理检查作出诊断。要通过结肠镜检查发现平坦型和凹陷型早期大肠癌,必须对大体分类的各种类型有充分认识,没有隆出黏膜表面的病变往往诊断困难。有凹陷的早期大肠癌(Ⅱc,Ⅱc＋Ⅱa 以及 Ⅱa＋Ⅱc)比无凹陷或隆起型(Ⅰp,Ⅰps,Ⅰs)黏膜下癌的发生率要高。黏膜下侵犯的内镜特征包括黏膜凹陷、隆起病变或凹陷表面颗粒状和结节状、黏膜表面紊乱、黏膜褪色、出血点。如果观察到任何紊乱迹象,应用染料喷涂可使病变更易显现,能发现环绕正常黏膜表面微沟(有称"脑回"),这些沟在瘤区消失,但在非瘤区和正常结肠黏膜仍可见。

纤维结肠镜检已发展了几种对早期大肠癌诊断有帮助的技术:

1.充气压变换技术

当充气时,可观察扩张的结肠,容易发现平坦型和凹陷型病变。当减低空气压时,凹陷区域变得明显,凹陷边缘变得隆起,中央洞隙变得更清楚;而当用最大扩张时,病变则变得平坦。

2.放大纤维结肠镜和解剖显微镜已用于研究结肠的点隙型病变

现代纤维光学发展比传统结肠镜在体内放大 100 倍。正常和异常结直肠黏膜有 5 种类型的点隙(表 5-3),充分认识这些点隙类型有助于早期结直肠癌的诊断,因为Ⅲs 和Ⅴ型可见于平坦和凹陷性病变,而且这些点隙类型与组织病理学发现相应。

3.用高分辨率的结肠镜结合靛青胭脂红染色进一步研究点隙类型能帮助微小结直肠息肉的诊断

增生性息肉有特征性规则排列的"点",组成的点隙类型,类似于正常黏膜,而腺瘤性息肉有微沟,这一技术鉴别腺瘤性与非腺瘤性大肠息肉的敏感性和特异性分别为 93% 和 95%。因此,这一技术有助于早期大肠癌的诊断。

表 5-3 结直肠黏膜点隙类型

类型	点隙形态	相应的组织病理学发现
Ⅰ 型	圆点状	正常
Ⅱ 型	星状或乳头状	增生性
Ⅲ 型	小管状	黏膜内腺癌或凹陷性腺瘤
Ⅲ 型	大管状或椭圆形	隆起性腺瘤
Ⅳ 型	分支状或脑回状	腺瘤或肌内腺癌
Ⅴ 型	不规则形态	黏膜下腺癌

通过凹陷或平坦表面以及失去对称性的内镜发现,能将伴黏膜下侵犯的早期广基大肠癌从腺瘤中鉴别出来。内镜与放射学检查均能漏诊早期大肠癌,但放射学漏诊大约是内镜的 2 倍,因此内镜检查应先于放射学检查,以使放射学漏诊病变的数量降到最低。

近 10 年,直肠内超声对小的直肠癌分期是一种准确的可重复结果的检查,内镜超声确定穿透深度的准确率达 $75\%\sim90\%$,而 CT 扫描确定浸润深度其准确率低于直肠内超声。

五、治疗

早期大肠癌治疗包括内镜切除和手术。经内镜切除适用于小肿瘤,尤其是有蒂肿瘤。直径$<3cm$ 的黏膜内癌用内镜息肉切除被认为是决定性治疗。黏膜下浸润轻的病变(无脉管侵犯)也适合内镜切除。伴脉管侵犯的 SM_{1b} 以上的病变具有增加淋巴结转移的危险,所以应施行经典手术治疗(如前切除、Miles 手术等)。Kudo 等发现无脉管侵犯或淋巴管内肿瘤的 SM_{1a} 或 SM_{1b} 无一例淋巴结转移,但具有血管侵犯的 SM_{1b} 可侵犯淋巴结。

凹陷型和具有黏膜下层严重浸润的直径$>10mm$ 的早期大肠癌应行根治性手术切除。Kudo 等推荐黏膜内癌、微小 II c,直径$>5mm$ 的 II b 和直径$<3cm$ 的 II a,I p,I ps,LST 适合内镜切除,而直径$>10mm$ 的 II c + II a 和 II a + II c 应行根治手术。息肉切除的根治性开放手术指证包括息肉切缘癌、淋巴侵犯及切除不足以取得准确的组织学评价者。

对早期直肠癌的局部切除已积累了 20 年的经验。局部切除有三种径路:经肛门、经尾骨、经括约肌切除。局部切除是将完整的肿瘤连同其周围正常组织一并切除的一种手术方法。要达到切缘无肿瘤的局部切除的成功,病人选择相当重要,理想的是肿瘤直径$<4cm$,肿瘤占直肠周径$<40\%$,肿瘤上缘距齿状线$<8cm$,而且直肠周围淋巴结无侵犯。大多作者优先选择经肛门或经尾骨径路切除小的直肠癌,从而避免经括约肌手术,因为后者可能导致肛门括约肌明显的功能不全,随后伴中度至严重的大便失禁。大多小的远端直肠癌能经肛径路行局部切除。一组 48 例直肠癌局部切除中 33 例经肛径路局部切除成功。早期直肠癌局部切除后的局部复发率为 $0\sim11\%$,5 年生存率达 90% 以上。因

此,局部切除对经选择的早期大肠癌是足够的治疗,从而能取代经腹会阴切除(APR),提高生存质量。

大肠良性病变或早期癌肿的腹腔镜手术已显示了良好的作用,对早期癌同样能达到根治目的。腹腔镜手术具有创伤小、术后恢复快、住院时间短等优点,是早期大肠癌的一种可供选择的治疗方法。

经肛门内镜微手术(TEM)是治疗直肠和低位乙状结肠肿瘤的一种新技术,1984 年德国 Buess 等首次报道。它不同于传统内镜手术和其他最小入路手术,有以下几方面:①可视图像是从体视光学双目镜获得的,视野深度大大改善,图像更加清晰,完全不同于从单目镜仪器或摄像机获得的图像。②通过一套特殊的仪器来完成手术。TEM 系统主要部件包括特制的直肠镜和一套长柄器械以及配置装置。③器械插入和操作是在平行的平面上进行,不同于腹腔镜手术。④是一种能完成切开、止血、结扎、缝合的真正的微创手术。本手术适应于距肛缘 6～20cm 的腺瘤和早期癌甚或扩大到所有的 T_1 期癌。1992 年,Buess 等已用 TEM 治疗 137 例腺瘤和 49 例癌。49 例癌中,位于直肠远端占 18％,直肠中段占 45％,直肠上段占 31％,低位乙状结肠占 6％;T_1 期癌占 82％,T_2 期占 14％,其余为 T_3 期癌;25 例分化良好而无静脉或淋巴侵犯的 T_1 病变中,仅 1 例复发。因此他们的结论是:TEM 切除 T_1 期癌是恰当的。PT_4 病变用 TEM 切除后取得的 5 年生存率为 47％～100％,伴低的手术并发症发生率和死亡率,而且对 PT_1 癌局部切除优于单纯息肉切除,TEM 比单纯经肛门切除的复发率低(4.2％～10％比 23％)。1995 年美国 5 个研究机构累积 153 例 TEM,其中大约有 50％的病变超过了传统器械能及的范围。可见,TEM 能切除传统方法不能接近的病变,从而扩大经肛门手术的范围。

然而,TEM 系统的设备昂贵,为此,最近美国 Swanstrom 等与德国 TEM 发明者密切协作,设计出一电视接合器,从而应用标准 10mm 腹腔镜和摄像机,行电视内镜经肛门微手术(VTEM),并报道了成功的早期结果。这种新设计的 VTEM 设备费用减低。尽管如此,目前

TEM 仍是少数人掌握的技术领域,但随着技术进步,其推广应用是可能的。

Kikuchi 等为早期大肠癌的治疗提出了临床指南。如果黏膜下侵犯类级为 SMi,不管其他危险因素怎样,用局部切除或内镜息肉切除能获得治愈。如果侵犯类级为 SM_2,病变为有蒂型或不全有蒂型,最初应施行内镜息肉切除术或局部切除,切缘阴性病人不需进一步治疗,但当切缘为阳性需行肠切除;广基 SM_2 或 SM_3 病变必须行经典根治术,尤其伴淋巴血管侵犯或位于直肠的病变。

六、预后与复发

Moreaux 等报道早期大肠癌病人的总 5 年生存率为 97.6%。伴阳性淋巴结病人的 5 年生存率,早期直肠癌为 56%,而早期结肠癌为 73%。预后指标是肿瘤侵犯深度、组织病理学类型和淋巴结转移。淋巴结侵犯则预后差,早期大肠癌总复发率为 6.3%~8.9%,但淋巴结阳性病人复发率为 36%(P<0.05)。阳性淋巴结病人的累积生存率为 73%,相比淋巴结阴性的病人为 91%。因此,发现和足够地治疗淋巴结转移病人是极为重要的。

七、小结

随着大肠癌普查、内镜应用的增加以及对早期病变的认识,早期大肠癌病例逐渐增多。早期大肠癌的大体分类和组织学分类已得到深入研究和阐明,并将病理学与内镜、临床研究结合起来,使各种类型的早期大肠癌的生物学行为和预后得到更加全面的认识。尽管如此,早期癌易漏检,特别是平坦型和凹陷型病变,因此,早期大肠癌的各种分类、内镜特征和内镜诊断方面的知识和技术需认识、掌握和普及,使早期大肠癌得到早期诊断和治疗。

第二节　早期大肠癌临床病理诊断

大肠癌是一种严重危害人类健康的世界性常见恶性肿瘤。近年来,发病年龄明显提前,患者就诊时病变多已处于中晚期,疗效较差、预后不良。因此,加强对早期大肠癌的诊治和对高危人群的普查,做到早发现、早诊断、早治疗,对提高生存率有重大意义。

一、早期大肠癌的组织发生

早期大肠癌是指癌组织位于大肠黏膜层及黏膜下层的癌。其组织发生有两种方式:从腺瘤演变为癌,即腺瘤癌变;从正常黏膜或炎症黏膜直接发展为癌,即 de novo 癌。前者过程长、发生率低;后者过程短、发生率高,早期阶段表现为表浅型癌(Ⅱc,Ⅱa+Ⅱc或Ⅱc+Ⅱa),体积小,但浸润深。然而,欧美学者和日本学者对大肠癌的发生方式有较大争议。Muto 等认为,95%～100%的大肠癌是由腺瘤癌变而来。中村等则认为腺瘤癌变仅占 2.0%～30%,而 de novo 癌占 70%～80%。

需要指出的是,上皮内瘤按病变的严重程度曾分为轻、中、重(含原位癌)3 级,分别相当于轻、中、重 3 个等级异型增生,目前倾向于合并为2 个等级,即低、高级别的上皮内瘤。低级别相当于轻度异型增生,高级别包括中、高级别(含原位癌)异型增生。在 WHO(2000)胃肠肿瘤组织学分类中,已无早期大肠癌的概念,将黏膜内癌归入高级别黏膜内肿瘤中。

二、早期大肠癌分类

(一)大体分类

早期大肠癌肉眼可分为 3 型:蒂型、表浅型和侧向发育型肿瘤。

1.蒂型

包括有蒂(Ⅰp)、不全有蒂(Ⅰsp)和无蒂(Ⅰs)3 个亚型。

2.表浅型

包括表浅隆起型、表浅平坦型和表浅凹陷型 3 个亚型。

(1)表浅隆起型:又分为Ⅱa,Ⅱa＋dep 和Ⅱa＋Ⅱc 3 型。①Ⅱa 型:为轻度隆起型病变,高度小于直径的一半,约为 2mm;②Ⅱa 十 dep 型:为轻度隆起型肿瘤伴凹陷,表现为凹陷浅、病变界限不清和范围小;③Ⅱa＋Ⅱc 型:平坦隆起型肿瘤伴凹陷。

(2)表浅平坦型(Ⅱb):为平坦型肿瘤不伴隆起或凹陷,直径多＜5mm,以腺瘤常见。

(3)表浅凹陷型:又分为Ⅱc 和Ⅱc＋Ⅱa2 型。①Ⅱc 型:轻度凹陷型肿瘤不伴有隆起。绝大多数病变为微小黏膜下癌。②Ⅱc＋Ⅱa 型:凹陷型肿瘤伴有隆起的边缘。凹陷处是瘤性的,边缘部分是正常或增生的黏膜。

3.侧向发育型(LST)

平坦型肿瘤,以侧向发展为特征。根据其表面形态可分为颗粒型和非颗粒型两大类型,颗粒型又分为颗粒均一型和结节混合型,非颗粒型又分为扁平增高型和假凹陷型。内镜下,大部分病变呈现正常肠壁的颜色,边界不清,不易诊断;然而,通过黏膜染色可使病变边界变得清晰。此型病变在右半结肠发病率最高,其次为直肠。

(二)镜下分类

1.TNM 分类

(1)黏膜内癌:是日本学者常用术语,相当于欧洲学者所指的原位癌。

(2)黏膜下浸润癌:Haggitt 等将早期大肠息肉样癌分为有蒂与广基型,并将黏膜下侵犯分为 5 级。0 级:无浸润的原位癌;1 级:黏膜下浸润但只限于息肉的头部;2 级:浸润扩展到息肉的茎部;3 级:浸润到息肉蒂或基底部的任何部位;4 级:浸润超过蒂或基底部,但未及固有肌层。

（2）SM 浸润度分类

工藤进英针对上述分类的不足,将黏膜下侵犯根据垂直浸润与水平浸润加以分类,使之更适合于大的平坦型病变。垂直分类将黏膜下浸润分成:①SM_1:浸润到黏膜下层的上 1/3;②SM_2:浸润到黏膜下层的中 1/3;③SM_3:浸润到黏膜下层的下 1/3。根据黏膜下侵犯相当于多少肿瘤宽度,又将 SM_1 水平分类为:①SM_{1a}:小于肿瘤宽度的 1/4;②SM_{1b}:限于肿瘤宽度的 1/4~1/2;③SM_{1c}:超过肿瘤宽度的 1/2。

三、早期大肠癌的临床病理特点及诊断

（一）普通内镜观察

1.蒂型（Ip,Isp 和 Is）

绝大部分蒂型早期大肠癌呈微红色,大的病变常有出血点。蒂型早期黏膜下浸润癌的内镜下形态包括小佛陀形、顶部溃疡形成和质地变硬。

2.表浅型（II型）

IIa 和 $IIa+IIc$ 型病变若直径达 10mm 左右,多数已有黏膜下浸润。平坦型或凹陷型病变（IIb,IIc 和 $IIc+IIa$）颜色可发生轻微变化,常为红色或苍白色。II 型病变黏膜下浸润的征象包括完整的凹陷、凹陷底部呈无结构状和黏膜皱壁集中。

3.凹陷型

主要表现为:①多呈现均匀一致的淡红色或苍白色。②黏膜粗糙,脆性增加。③静脉血管网消失。④充吸气所致的黏膜变形是该型的典型特征之一。严重的黏膜变形多见于 SM_{1a} 到 SM_{1c} 型,主要是由于黏膜肌被癌组织固定所致。SM_3 型癌出现弥漫的黏膜下浸润,黏膜下层被癌组织固定,则不出现黏膜变形。⑤黏膜无名沟穿过凹陷区证明其是正常黏膜或非瘤性病变。相反,无名沟常被瘤性病变中断。⑥黏膜皱壁集中。⑦凹陷可较宽阔,呈圆形或星形,边缘不整,周围正常或增生性黏膜轻度隆起。当病变基底部呈现单一、无结构的形态时,几乎可诊断为黏膜下癌。

4.侧向发育型(LST)

LST 的颜色接近正常黏膜,在早期阶段很难诊断,需作黏膜染色才能明确病变。直径>30mm 的非颗粒型 LST 黏膜下癌的可能性较大,而结节混合型常为黏膜下癌。

(二)立体显微镜观察

1.黏膜腺管开口类型

开口形态对早期肠癌的诊断有重要意义,工藤进英等将大肠腺管开口形态分为 5 型。Ⅰ型:正常圆形腺管开口,每个 0.07±0.02mm 大小,形态和大小有微小差别。Ⅱ型:相对较大的星形或洋葱形腺管开口,大小 0.09±0.02mm。Ⅲ型:根据开口的形状和大小进一步分为Ⅲs型和Ⅲ$_L$型。Ⅲs型为管状或圆形开口,比普通型(0.03±0.01)mm 小;Ⅲ$_L$型为比普通型大的管状或圆形开口。Ⅳ型:沟回、枝杈或脑回样的腺管开口,虽然脑回样开口实际上是一些凹槽片段的集合,为方便起见亦归于此类。此型开口大小为(0.93±0.32)mm。Ⅴ型:不典型或无结构的黏膜表面。

2.腺管开口与组织病理学

Ⅰ型:通常为炎性和增生的腺体。Ⅱ型:为增生性病变的基本表现,开口形态规则、大小一致,呈星形和洋葱样,具有厚的边缘。Ⅲ型:Ⅲs腺管开口常见于凹陷型病变,Ⅲ$_L$见于隆起型病变。Ⅲ型具备了从腺瘤到癌的各类腺管开口,Ⅲs通常和Ⅴ型同时在癌中出现,而Ⅲ$_L$所具有的无定型特征,为良性腺瘤的特点。Ⅳ型:比Ⅲ$_L$开口稍大,似早期癌,通常发生在隆起型或蒂型(特别是Ⅰp,Ⅰsp 和Ⅰs 型)中,表面蓬松,呈珊瑚状,是绒毛状腺瘤的典型形态。Ⅴ型:此型腺管开口都是癌,有些病变与炎性糜烂或溃疡难以区分,但炎性糜烂的腺管开口破坏较为明显;而具有典型Ⅴ型腺管开口的病变大多可诊断为黏膜下癌或进展癌。

（三）放大内镜观察

1.肿瘤与非肿瘤间的区别

通过对腺管开口的观察,放大内镜可以很容易辨别普通内镜下很难区分的病变。具有Ⅰ型或Ⅱ型开口的病变多数是炎性或增生性病变。相反,具有Ⅲs,Ⅲ$_L$,Ⅳ和/或Ⅴ型开口的则提示肿瘤性病变。

2.肿瘤的定性诊断

具有规则的Ⅲ$_L$型开口的蒂型或表浅隆起型腺瘤多为良性腺瘤;具有无定形特征的Ⅲ$_L$型开口、Ⅲ$_L$或Ⅲs混合型开口或Ⅳ型开口提示有局灶微小癌;具有Ⅴ型开口的病变均可诊断为早期癌。

3.癌浸润深度的诊断

以Ⅴ型开口为主且边界清楚的病变多考虑浸润性黏膜下癌。

（四）组织病理特点

内镜检查对早期癌的确诊存在困难,仍需依靠组织学诊断。由于癌变仅一二处癌灶,因而用部分活检来判断息肉性质有一定的局限性,钳取活检诊断阳性率只有40%～60%,因此主张对可疑早期癌的隆起型病变做深达肌层的全部切除,标本做连续切片检查,以正确判断病变性质、细胞分化程度、淋巴管与血管内有无癌栓、切除端有无癌细胞残留等,并对浸润程度做出初步判断,为临床治疗提供可靠依据,对黏膜内癌也达到了治疗目的。但内镜下对病变组织(尤其是凹陷型病变)取材有较大限制,因此依靠活检组织学检查不能准确判定大肠癌的浸润深度,需对结直肠全切手术标本进行连续切片才能最终确定浸润深度。早期癌组织学类型以中、高分化腺癌居多,低分化腺癌较少,还有部分黏液癌、印戒细胞癌、未分化癌。部分早期大肠癌可发生淋巴结转移,但转移的淋巴结体积较小,大约有50%的阳性淋巴结直径为2～6mm,且阳性淋巴结的比例随肿瘤增大而增加。发生淋巴结转移的早期大肠癌中,约半数有灶性分化差的肿瘤细胞浸润,淋巴管侵犯者约占1/4,而转移到肝和肺者较少。

第六章　大肠癌的治疗

第一节　早期大肠癌的结肠镜下高频电凝电切治疗

一、高频电凝电切治疗适应证

①结肠镜初查发现息肉或肿物和黏膜隆起,经病理组织学检查确诊为早期癌;②IPISP 型早期癌,蒂部或基部黏膜光滑,其活动度好;③Ⅱa 型早期癌,病灶直径<2.0cm,用活检钳推动病灶黏膜层活动度好,黏膜下注入 3~5mL 生理盐水或 1:10000 肾上腺素盐水病灶处局部可以隆起。

二、镜下切除方法

1.高频电凝、切混合电流,电流指数根据息肉基部直径进行调整选择;基部直径>1.0cm,电流指数 3.5~4.5;直径<1.0cm,电流指数 3.0~3.5。

2.对 IP 型或 ISP 型采用高频电息肉切除术。用高频电圈套器圈套息肉蒂部,收紧圈套后提起根部呈天幕状,注意息肉头端不要接触周围肠壁,以避免通电过程中烧伤正常肠黏膜;长蒂或息肉较大者,采用密切接触法,即息肉头端紧贴肠壁;间歇通电切除。对息肉较大,粗蒂易出血者,可在蒂部注射 3mL1:10000 肾上腺素生理盐水以防切除时出血。

3.Ⅱa 型则选择黏膜切除术。对Ⅱa 型直径<0.5cm 以下者,距病

灶 0.2cm 进针方向与肠壁夹角＜45°,黏膜下注射 2～3mL 生理盐水,用肠镜吸引孔对准病灶抽吸,使其隆起呈 IP 型,用圈套器推顶法圈套大于病灶的正常肠黏膜,提起黏膜层通电切除。如直径＞0.5cm,可于癌灶旁 2mm 黏膜下注射 1∶10000 肾上腺素盐水 3～5mL,使病灶局部隆起,用推顶法圈套大于病灶范围的黏膜,收紧轻提电切除黏膜层。

切除的病灶完整送病理组织学检查,经连续切片确诊为黏膜内癌。其周边断端、淋巴管、血管内未发现癌细胞者为早期大肠癌,为完全切除,并随访,如发现癌细胞者应视为非完全切除,行补充外科手术根治性治疗。癌伴息肉者同时切除息肉。

三、切除后处理

高频电切除术后,嘱患者住院休息观察 1 周,一般术后无腹痛等不适感觉,可以轻微活动,避免用力按揉腹部及增加腹压的活动,无渣饮食 3 天,3 天后改流质饮食,如无并发症,1 周后可普通饮食并出院,但在 1 月内仍不可剧烈活动。

四、并发症的处理

肠穿孔患者腹痛明显,出现腹膜刺激征,腹透有膈下游离气体,需手术治疗。如为浆膜下穿孔则可保守治疗。切除术后出血可用热活检钳夹通电电凝止血,如为渗血可用冰盐水冲洗后孟氏液喷洒止血,也可电凝止血。迟发出血是指创面结痂脱落后出血,一般在术后 3～7 天出现,可用 1∶10000 肾上腺素冰盐水保留灌肠,或肠镜下止血。

五、随访方法

术后 1 个月行第 1 次复查,再过 3 个月第 2 次复查,6 个月第 3 次复查,以后每年 1 次,连续 3 年。

第二节　早期直肠癌局部切除术

直肠癌的手术式式,可分为七大类,其中的局部切除术有黏膜切除术、肿瘤切除术(经肛门的、经括约肌的、经骶的、经阴道的)以及 Sleeveresection 等。但是,局部切除并非是和姑息性手术、缩小性术式同样对待的肿瘤所在部位局部的切除术,而是保证根治情况下的最小范围的切除术(MIS),因而也是保存肛门括约肌功能的最理想的切除术。然而,局部切除术只适宜于早期直肠癌,而且依据肿瘤的位置、形态和大小,还应选择不同的体位和术式。

因为直肠和排尿、生殖、肛门器官的关系密切,过多切除会影响术后的生存质量,在保证癌根治的情况下,尽可能采用 MIS。所以,作为早期癌局部切除的原则是:①属Ⅰp 或Ⅰs 型,直径在 1cm 之内,可在内窥镜下行包括肿瘤在内的黏膜切除术;②肿瘤偏大,内窥镜下切除困难,或者是属Ⅱa、Ⅱb、Ⅱc 型,多行经肛门的、经括约肌的、经阴道的(现已废弃)或经骶的切除术;③无论哪种方法的切除术,若术后病理证实有切缘(＋)、脉管浸润或癌肿分化程度差三者之一者,必须追加根治术。

一、经肛门切除术

如果是易于从肛门脱出的肿瘤,不必麻醉即能切除。但多数需要局麻或硬膜外麻醉。采用折刀位(肿瘤位于前壁)、截石位(肿瘤位于后壁),充分扩肛达 4～6cm,然后再根据肿瘤的形态、大小和部位分三种情况进行切除。

1.隆起型肿瘤

能脱出肛门外者,在蒂的根部缝扎切除即可;有蒂的小息肉,可钳夹蒂的根部结扎切除;蒂的头端过大,且蒂较宽,需分次结扎蒂的根部切除。

2.表面型肿瘤

在扩肛器下充分显露病灶,在距肿瘤边缘 0.5～1cm 的正常黏膜上用电刀先做预定切除线,然后于线外上下左右缝吊 4 针牵引线,边牵引边切除肿瘤。在黏膜不外翻原则下,垂直严密缝合创面,确认无出血后去掉牵引线。

3.高位肿瘤

在特制的开肛器协助下,用折叠法切除。先用 Aris 钳将肿瘤缓缓拖入视野中心处,确定安全切缘后于肿瘤周围缝针牵引,待肿瘤周围黏膜几乎成直角时安放自动缝合器切除肿瘤。若肿瘤偏大,可多次使用自动缝合器。Buess 等报道,经肛门的内窥镜下显微手术(TEM)可切除距肛缘 20cm 的肿瘤。先确认肿瘤的位置,固定好直肠镜的座架,再将观察的装置换成把持钳子、吸引管、高频电刀、光学管特制持针器,并与电视相连。

在手术过程中,组织把持钳子的牵引是最重要的步骤。在视野的右侧用电刀先切开黏膜一小口进入肌层后,再由黏膜下的层次向着黏膜表面切开。肿瘤切除后的创面缝合,同样也先从右侧开始。应用半圆形针,由外(内腔侧)→内(缺损处)进针,在近侧缘的内→外出针。缝线收紧后不打结,只在距根部 5mm 处夹一银夹,剪去银夹外线即可。国外有学者认为,TEM 法不仅做到了肿瘤的整块切除,而且其手术的微侵袭性可与其他的经肛门的手术方法相媲美。

二、经括约肌切除术

病变较大,其下缘又接近或波及到肛管时,从后方切开内、外括约肌和肛管及直肠,使创口呈观音龛状,会获得良好视野。

该入路是 Bevan 于 1917 年首先报道,但通常称 York Mason 法。假如切开的耻骨直肠肌、外括约肌和内括约肌又按层次进行缝合,便不必担心术后的肛门失禁问题,创口感染和瘘管形成也很少报道。但是,该法的技术操作比较繁杂,如果对直肠、盆底及形成肛管的肌群没有清晰的立体概念,也难免会导致术后的肛门机能损害。所以,直肠肿瘤的局部切除常选择经骶的或近似经骶的切除术。

三、经骶的切除术

肿瘤距肛缘 5～7cm,当由骶部打开直肠后,病变就会完整地暴露在视野之内,稍加游离直肠,即可容易地距肿瘤边缘 1.5～2.0cm 切除肿瘤。不足 5cm 的低位肿瘤,适宜于经肛或经括约肌切除;超过 7cm,暴露困难,肿瘤易遭受挤压,以经腹切除为好。在腰麻或硬膜外麻醉下采用折刀位,可沿骶骨外缘斜切开,也可在尾骨和肛门之间横切开,但也有采用以骶尾关节为中心的向下弧形切口。

切开皮肤、皮下脂肪组织,切断部分臀大肌。如肿瘤在腹膜返折附近,还需切除尾骨;靠近肛门,还需切断部分耻骨直肠肌。打开 Waldeyer 筋膜即显露出直肠壁外脂肪层,该层是直肠的系膜。当疑为 SM-Ca 时,淋巴结转移率 SM_1 是 2％～3％;SM_2 是 5％～10％;SM_3 是 10％～15％,为了有足够的安全切缘,必须充分地上下游离直肠。在骶前筋膜和 Waldeyer 筋膜之间分离直肠达腹膜返折处,再左右剥离到达 Denonvilliere 筋膜。于直肠和前列腺(阴道后壁)间隙中通过一牵引带,边牵引边游离直肠的前壁。当剥离的层次欠清时,直肠的前上侧方即为 Douglas 窝,在此切开进入腹腔,向下游离直肠更为容易,但在直肠吻合后,要用可吸收线重建 Douglas 窝。

直肠指诊,进一步确认肿瘤位置。打开肠腔,于肿瘤基底部注射 1/20万的肾上腺素生理盐水 4mL,一方面会减少手术出血,另一方面看瘤是否“浮起”。再于肿瘤表面涂抹 5-FU 溶液,待肿瘤变成灰白色,距肿瘤边缘 1.5～2cm 上下左右缝吊 4 针标志线,在线外做直肠壁全层楔形(肿瘤位于后壁)或袖状(肿瘤位于前壁)切除术。肠壁吻合的原则是肌层对肌层黏膜对黏膜的分层间断缝合,以达到黏膜下层的严密接触。当然,袖状切除后也可应用吻合器吻合。

四、早期直肠癌局部切除的临床效果

有文献报道了 32 例经骶切除的并发症:创口感染 2 例(6%),吻合口漏 1 例(3%),无再手术病例。有文献报道的 25 例中,切口感染 1 例(4%),吻合口漏 2 例(8%),亦无再手术病例。刘宝善报道的 134 例中再手术 16 例(12%);另 118 例中,吻合口漏 19 例(16.1%),吻合口狭窄 21 例(17.8%),无局部复发病例。

5 年生存率,国外学者统计的局部切除的 SM-Ca 病例为 87.8%,其中属 Ip 型者为 97.7%,属 Is＋lp,Is 型者为 80.9%。国内学者统计的 47 例 M-Ca 为 100%,87 例的 SM-Ca 为

89.7%,其中再手术者为 87.5%(14/16),SM_1-Ca 为 100%(11/11),SM_2-Ca 为 95.8%(23/24),SM_3-Ca 为 90.7%(49/54)161,均无排便机能障碍。

五、局部切除术对早期低位直肠癌的临床疗效

早期低位直肠癌指的是距肛缘≤7cm、局限于黏膜或黏膜下层的病变。局部切除术治疗低位直肠癌具有术后并发症少、生活质量高、回复快、费用低等优点。作为根治性目的行局部肿瘤完整切除术成功与否的关键在于严格选择病例及掌握手术适应证。应根据病变的部位、大小、病理类型和浸润深度、恶性程度以及全身情况等全面考虑。综合文献报道,早期低位直肠癌局部切除术适应证为:①对距肛缘 7cm 以内、瘤体≤3cm 的低恶性隆突型、局限于黏膜的 A_0 期癌,由于不会有淋巴结转移的危险,施行局部肿瘤完整切除术即可达到根治目的。②对瘤体≤3cm 的低恶性隆突型或盘状型不与肌层固定的 A_1 期癌,可施行局部全层切除术,但考虑到术前估计病变浸润深度可能不十分准确,故必须根据术后病理检查结果以决定是否需要进一步作根治性直肠切除术。③对瘤体虽≤3cm,但为一般恶性或高度恶性或有肌层浸润的 A_2 期癌,原则上应施行根治性直肠切除术。④对一些高龄、体弱、全身情

况差或伴有心、肺、肝、肾等脏器严重并发症的中、晚期癌不能耐受经腹手术患者,亦可行姑息性局部肿瘤切除术并辅以高能量放疗和(或)化疗等综合治疗措施,以缓解症状、延长患者生命。因此术前确定直肠病变的病期对手术方式的选择就显得尤为重要。

除 CT 及 MRI 外,直肠腔内 B 超对肿瘤浸润深度及周围淋巴结情况能作出颇为精确的判断,可为低位直肠癌局部切除术术前病期估计提供更详细资料,其结果与病理检查结果的符合率高达 95%,对直肠黏膜有无淋巴结转移的判断准确率为 80% 左右,有条件的单位应将其作为低位直肠癌选作局部切除术前必不可少的检查和依据。此外,应用流式细胞仪(FCM)作细胞 DNA 含量的倍体分析,如为二倍体肿瘤可选作局部切除术,如为异倍体肿瘤伴高 S 期细胞则不宜采用局部切除术,此方法作为低位直肠癌选择根治性局部切除术依据之一,也日益受到人们的重视。

六、注意事项及术后处置

对于早期直肠癌患者可单独行放射治疗,亦可用内窥镜电灼切除,而外科手术治疗被较多学者采用,手术切除可选择局部切除术和根治术。但局部切除术需注意切除勿过深,否则易致肠穿孔。胡元祥、姚三华认为局部切除术存在一定局限性,一般无法进行无瘤操作,易致医源性扩散。局部切除术后均应建议放射治疗,术前亦可行放疗缩小手术范围。单独放疗仅适用于拒绝手术者或不能耐受手术者。对局部切除术后复发或局部切除术后边缘阳性应再次手术治疗,如患者拒绝再次手术应行放疗。

根据伍衡的经验,行局部切除时,先留置缝线标记肿瘤的轮廓,再用电刀距肿瘤边缘 1~2cm 全层盘状切除,切口用可吸收线单纯间断横向缝合,预防术后狭窄。术中冰冻切片检查了解病灶的边缘和基底情况,决定切除的范围。术后应详细病理学检查,确定浸润深度、恶性程度、组织学类型、切缘及基底有否侵犯,以选择合适的辅助治疗。术后辅助性放疗能有效地提高局部控制率和生存率。

有学者认为经尾骶入路行直肠癌切除术的主要并发症为吻合口瘘，部分病例可能与放疗后组织损伤有关。他们认为术前放疗虽可使直肠癌缩小，有利于局部切除，但对直肠壁组织愈合可能会产生一定的影响，会增加术后局部感染或吻合口瘘等并发症的发生。因此主张对肿瘤较大、分化差者或已侵犯肌层者行术后放、化疗等综合性治疗措施，可能会减少复发和远处转移的发生率。

除了局部切除外，直肠癌的局部治疗还包括电凝、激光治疗、腔内放疗和冰冻治疗等，但因不能提供病理学诊断及一些其他的原因未能推广。

第三节　直肠癌的放射治疗

一、概述

欧美国家结直肠癌发病率占全部恶性肿瘤的第 3 位，以结肠癌更为常见。我国为第 4 位，且直肠癌发生比结肠癌多见。但近年来，结肠癌的发病率逐渐上升。

二、解剖学，局部侵犯，淋巴及血行转移

（一）解剖

直肠为大肠的终末端，下界由齿状线与肛管分界，上端在相当于第 3 骶椎水平与乙状结肠相连，长度为 12～15cm。直肠的具体长度因人而异，与不同体型、不同身高和不同的骨盆宽度有关。通常直肠被人为分为 3 段：齿状线上 5cm 为直肠下段，5～10cm 为中段，10～15cm 为上段，肿瘤位于不同区段可进行不同手术术式。

直肠和乙状结肠之间无明确的分界。有人将直肠和乙状结肠之间的分界定义为距肛门 15cm 处，或 L_5 椎体下缘；也有人将距肛门 12cm

定义为两者的交界、或 S_3 水平。NCCN 治疗指南中,定义直肠乙状结肠交界处为距肛门 12cm。

(二)局部侵犯

腹膜返折以上的直肠被覆腹膜,以下部分被覆纤维膜。腹膜下直肠周围血管、神经、淋巴结由直肠系膜包绕。腹膜返折以上的直肠癌外侵范围较广,可以与周围肠管粘连、穿孔;腹膜返折胰腺以下的直肠癌最容易侵犯至纤维膜外的脂肪组织内。向前可侵犯男性的前列腺、精囊腺、膀胱;女性的阴道、卵巢和子宫;向后则侵犯到骶前筋膜。目前认为,直肠癌向纵轴方向侵犯长度不超过 2cm。

(三)淋巴引流

直肠的淋巴引流通常延同名血管走行。齿状线以上的淋巴引流认分为 3 个方向:①向上沿直肠上动脉引流至肠系膜下动脉和腹主动脉旁淋巴结;②向两侧经直肠下动脉延伸至骶前淋巴结;③向下可至肛提肌上淋巴结或穿过肛提肌至坐骨直肠窝淋巴结,然后沿肛内血管至髂内淋巴结。

(四)血行转移

肝和肺是最常见的血行转移部位,骨转移一般较少见,发生也较晚。

三、临床表现

直肠癌的局部症状比较明显,而全身症状不明显。直肠癌的症状主要是:排便习惯改变,如排便次数增多、便秘,以及粪便性状的改变,如粪便不成形、稀便、排便困难或粪便带血、肛门疼痛或肛门下坠等。局部晚期直肠癌伴有直肠全周性受侵时,通常表现为排便困难,排不尽感或里急后重感;如果伴有排尿困难或会阴区疼痛,通常提示肿瘤已有明显外侵。

四、分期检查

(一)影像学检查

1.体格检查

特别应予直肠指诊。

2.内镜检查

结肠镜检查＋活检。

3.X 线检查

包括胸部正侧位相、结肠气钡双重造影。

4.腹盆 CT

了解肝脏、腹膜后淋巴结有无转移；明确直肠病变部位以及周围有无淋巴结转移。

5.直肠 MRI

这是进行临床分期的重要检查手段。

6.腹部 B 超。

7.内镜超声

与直肠 MRI 一样,对明确分期有重要提示作用。

(二)实验室检查

1.粪潜血检查。

2.血清癌胚抗原(CEA)检查。

五、诊断

分为术前临床分期(cTNM)、术后病理分期(pTNM)、术前同步放化疗后的病理分期(yp)。

六、分期(UICC/AJCC,2002)

原发灶(T)

Tx:不能发现原发肿瘤

T_0：无原发肿瘤

Tis 原位癌：肿瘤侵犯黏膜层或黏膜固有层

T_1：肿瘤侵犯黏膜下层

T_2：肿瘤侵犯肌层

T_3：肿瘤侵透肌层，侵到浆膜层或纤维层或直肠周围组织

T_4：肿瘤固定或直接侵犯周围器官或结构和/或穿透脏层浆膜

区域淋巴结（N）

Nx：不能发现区域淋巴结

N_0：无区域淋巴结

N_1：1～3 个结肠或直肠周围淋巴结转移

N_2：≥4 个结肠或直肠周围淋巴结转移

远地转移（M）

Mx：不能发现远地转移

M_0：无远地转移

M_1：远地转移

分期（TNM）

0：$TisN_0M_0$

Ⅰ：$T_{1\sim2}N_0M_0$

Ⅱ A：$T_3N_0M_0$

Ⅱ B：$T_4N_0M_0$

Ⅲ A：$T_{1\sim2}N_1M_0$

Ⅲ B：$T_{3\sim4}N_1M_0$

Ⅲ C：任何 TN_2M_0

Ⅳ：任何 T 任何 NM_1

七、病理分类

（一）大体类型

1.早期癌

（1）息肉隆起型。

（2）扁平型。

（3）扁平隆起型。

（4）扁平溃疡型。

2.中晚期癌

（1）隆起型。

（2）溃疡型：局限溃疡型，浸润溃疡型，浸润型。

（二）镜下分型

1.乳头状腺癌。

2.管状腺癌

高分化腺癌，中分化腺癌，低分化腺癌。

3.黏液腺癌。

4.印戒细胞癌。

5.未分化腺癌。

6.小细胞癌。

7.腺鳞癌。

8.鳞状细胞癌。

9.类癌。

八、适应证及治疗原则

（一）Ⅰ期直肠癌的治疗

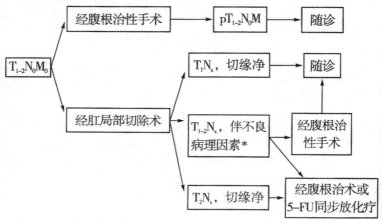

* 不良病理因素：①切缘阳性；②脉管瘤栓；③低分化腺癌。

照射部位：瘤床和区域淋巴结引流区（真骨盆区）。

照射剂量：DT50Gy/25F/5w。

5-FU同步化疗。

（二）Ⅱ/Ⅲ期直肠癌的放射治疗

1.术前同步放化疗＋手术＋术后辅助化疗

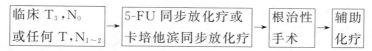

2.术后同步放化疗＋辅助化疗

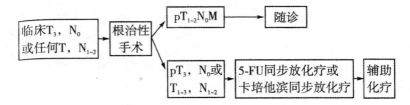

术前/术后照射部位:瘤床和区域淋巴结引流区(真骨盆区)。

照射剂量:D_T 50Gy/25F/5w。

同步化疗:

5-FU 225mg/m² 持续静脉滴注,放疗第 1 天至最后 1 天。

5-FU 400mg/m²,静脉推注＋四氢叶酸钙 20mg/m²,静脉推注,放疗第 1 周 1～4 天、第 5 周的 1～3 天。

希罗达:1600mg/(m²·d)或 1650mg/(m²·d),分 2 次口服,间隔 12 小时,连用 2 周停 1 周。

3.T_4 或局部不可切除直肠癌

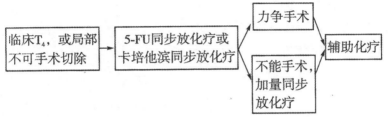

照射部位:瘤床和区域淋巴结引流区(真骨盆区)。

照射剂量:D_T 50Gy/25 次/5 周,局部肿瘤区加量到 D_T 66～70Gy。

同步化疗:

5-FU 225mg/m² 持续静脉滴注,放疗第 1 天至最后 1 天。

5-FU 400mg/m²,静脉推注＋四氢叶酸钙 20mg/m²,静脉推注,放疗第 1 周 1～4 天、第 5 周的 1～3 天。

卡培他滨:1600mg/(m²·d)或 1650mg/(m²·d),分 2 次口服,间隔 12 小时,连用 2 周停 1 周。

4.直肠癌盆腔复发后的放射治疗

(1)吻合口复发:争取手术治疗;如果不能手术、既往盆腔未放疗,可以同步放化疗 D_T 50Gy 再考虑手术;如果已放疗,则不考虑二程放疗。

(2)盆腔其他部位复发:①既往盆腔未放疗:全盆腔放疗 D_T 50Gy,

然后局部加量放疗(见 T_4 或局部不可切除直肠癌);②既往盆腔接受过放疗,局部复发区域放疗 $DT_40\sim60Gy$;③可同步化疗,5-FU 持续静脉滴注、5-FU 静脉/四氢叶酸钙推注或卡培他滨,剂量同上。

九、放射治疗

(一)放疗对象

1.Ⅱ/Ⅲ期直肠癌术前放疗。

2.Ⅱ/Ⅲ期直肠癌术后放疗。

3.早期直肠癌经肛门肿物切除后的放疗。

4.局部晚期直肠癌(T_4)的放疗。

5.复发再治的放射治疗。

(二)放疗范围

1.原发肿瘤高位复发区域

(1)瘤床。

(2)直肠系膜区。

(3)骶前区。

(4)坐骨直肠窝(原发肿瘤位于腹膜返折以下)。

2.淋巴引流区

(1)真骨盆内髂总血管区。

(2)直肠系膜区。

(3)髂内血管区。

(4)闭孔淋巴结区。

(5)T_4 肿瘤,应包括髂外血管区。

(6)肛管受侵,应包括髂外血管区,包或不包腹股沟淋巴结区。

(三)常规模拟定位

1.体位

俯卧位,身下垫有孔腹部定位板(图 6-1)。

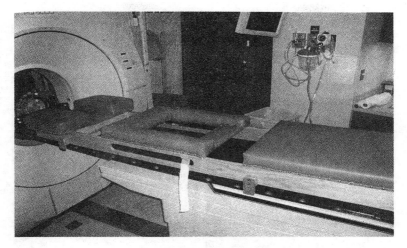

图 6-1 有空腹部定位板

2.定位前准备

患者 1 小时前排空膀胱,间断饮水 800～1000ml,充盈膀胱。

3.模拟定位步骤

(1)Dixon 术后患者,配置钡剂 50ml 左右(1～2 匙钡粉＋50ml 左右水),将钡剂经直肠灌入。肛门口放置铅点。

(2)Mile 术后患者,会阴瘢痕处放置铅点。

(3)定后野和两个侧野:①机架 0°,上界 L_5 下缘,Dixon 术后患者下界坐骨结节下缘,或 Mile 术后瘢痕铅点下 2cm 左右。两侧界为真骨盆外 1～1.5cm 左右;②机架±90°,上下界不变,升或降床,使后界位于骶骨外缘外,前界距离后界 10～12cm 左右(图 6-2)。

(4)在患者皮肤上标记后野中心、双侧野中心,并记录后野升床、双侧野的射野中心深度及相应的机架角度,一般设定小机头为 0°。

(5)分别拍摄 3 个野的定位片。

(6)在腹部有孔定位板,孔的上下界位置标记于患者身体两侧。

(7)将写好患者姓名、病案号、射野、机架角度、射野深度/升床、日期和主管医师的标签贴于定位片上,并装入 X 线片纸袋。

(8)将肛管肛门口,瘢痕处以及贴于患者身体上的铅点取下,定位完毕。

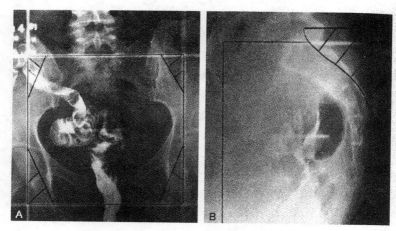

图 6-2　常规模拟定位(盆腔后野和侧野)

4.射野勾画

(1)后野为了包括部分髂总血管同时避免照射更多的小肠,可遮挡后野的两个外上角(上界中 1/2 或中外 1/3 至侧界中 1/2 或中上 1/3,具体根据术后 CT);同时遮挡外下两个角,避免照射过多的腹股沟区(外界中 1/2 或中下 1/3 至下界中 1/2 或中外 1/3)。

(2)侧野后界包括骶骨骨皮质,骶 2~3 以上包括骶骨 1/2;上下界不变;前界骶 5 的距离根据 CT 确定,原则上要包括该层面的髂血管以及周围组织;前界下 2/3 根据 CT 或定位时钡灌肠,定于直肠前壁前2~3cm(图 6-2)。

(3)科查房通过模拟定位计划。

(4)送勾画好的定位片到模室,制作铅丝(图 6-3)。

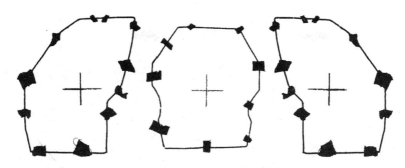

图 6-3　铅丝勾画定位片

5.模拟较位

（1）第二次到模拟定位室,体位同第一次模拟定位。

（2）使患者体侧标记线与有孔定位板孔的上下界向对应,激光灯摆位,使 3 野的各个中心与激光灯重叠。

（3）在机头下方插入标有铅丝的塑料板。

（4）模拟定位下观察铅丝标记的射野与定位片上的射野有无不同,如有,则需取下较位扳,调整铅丝位置,直到铅丝标记的射野与定位片上所勾画的射野一致(图 6-4)。

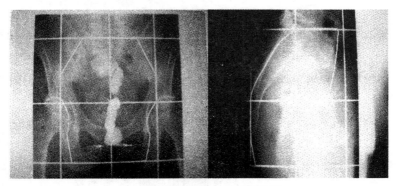

图 6-4　模拟较位确定铅丝位置

6.整体挡铅

将校正好的模板交给模室,做铅块。

7.照射技术

后野垂直野照射,两个侧野±90°,加 30°楔形板。剂量比 2 : 1 : 1。

(四)CT 模拟定位

1.体位

同常规模拟定位

2.定位前准备

患者定位 1 小时前排空膀胱,20％泛影葡胺 20ml＋清水 800～1000ml 分 3～4 次饮入,充盈膀胱。

3.模拟定位步骤

(1)肛门口放置铅点。

(2)双手前伸,俯卧于 bellyboard 和体部固定板上。

(3)热塑膜固定体位(一般胸下 1/3 至臀线以下)。

(4)待热塑膜成形后,激光灯下放置后野、两个侧野中心(大致放于盆腔中心),并用铅点标记。

(5)签署知情同意书,注射静脉造影剂(非碘过敏者)。如果患者对造影剂过敏或高龄、有并发症,可以不作增强扫描,仅进行平扫。

(6)CT 扫描:L_5 上 3～4 个椎体,至坐骨结节下 10～15cm。层厚 5mm。

(7)扫描图像传至计划工作站。

(8)将写有患者姓名、病案号、体位等参数的标签贴于体膜上,留待较位和治疗用。

4.靶区勾画和定义

(1)GTV:影像图像上确认的大体肿瘤范围,包括原发病灶和转移的淋巴结。

(2)临床靶区(CTV):包括直肠周围系膜区、骶前区、吻合口、骶 3 上缘以上的髂外血管和部分髂总血管、全部髂内血管周围淋巴引流区、会阴手术瘢痕(Mile 手术)和坐骨直肠窝(直肠中下段肿瘤)。

（3）具体范围：上界 L_5 锥体下缘，下界：如果肿瘤位于上段，则下界包括全部直肠系膜区后，下界位于吻合口下缘下 3cm 以上，可以不全部包括坐骨直肠窝；如果肿瘤位于直肠中下段，则需包括全部直肠系膜区和坐骨直肠窝，以及会阴瘢痕。侧界为真骨盆内缘，前界包括充盈膀胱后壁 1/4～1/3，后界包括骶骨皮质一半（骶 3 上缘以上）和骶骨皮质后缘（骶 3 上缘以下）（见图示）。

（4）PTV：在 CTV 的范围基础上头脚方向扩大 1.0cm，左右扩大 5～10mm，腹背扩大 5～10mm。

（5）正常组织和器官的勾画：包括双侧股骨头、膀胱、照射范围内的小肠（需勾画到 PTV 最上层的上两层）和睾丸（图 6-5）。

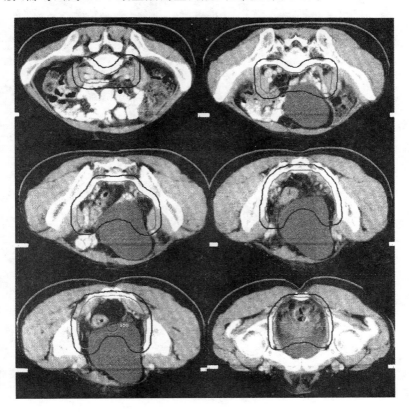

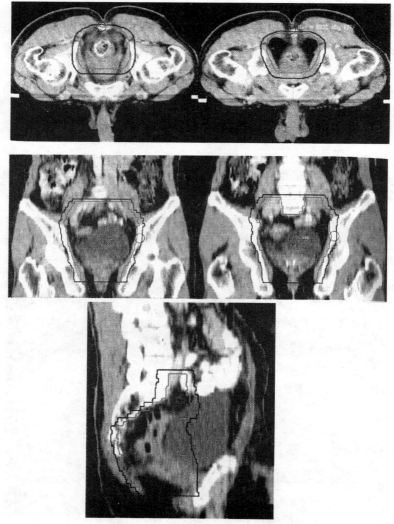

图 6-5　CT 模拟定位下勾画靶区

5.照射技术

靶区确认后,交物理师进行计划设计。建议采用简化调强技术(sIMRT)。

6.计划确认

(1)处方剂量:95% PTV D_T 50Gy/25F/5w(术前、术后放疗)

(2)最高剂量<110%～115%处方剂量,高剂量区不能落在小肠或残段直肠上。

(3)最低剂量>93%处方剂量。

(4)正常组织限量:① 膀胱:$D_{50\%}$≤50Gy;② 小肠:$D_{50\%}$≤20～30Gy,D_{max}≤45～50Gy;③股骨头:$D_{5\%}$≤50Gy;④睾丸:评价最高剂量和平均剂量。

7.模拟较位

计划确认后,物理师打印计划,在 CT 模拟机下将定位时的大致中心移到真正的治疗计划中心。

(五)照射剂量

1.术前/术后放疗

D_T 50Gy/25F/5w。

2.根治性放疗　　肿瘤区放疗 D_T 66～70Gy,可序贯加量或同步加量照射(局部补量)。

(六)计划单填写

由住院医师填写计划单,上级医师签字。如果治疗过程中治疗暂停、剂量加量或计划改变,需要医师在计划单上开医嘱,口头医嘱无效。计划单为重要的医疗记录,应妥善保存,治疗结束后应放置病历中。

(七)拍摄验证片

1.第一次照射需要医师摆位,指导技术员实施治疗。同时,需要拍摄验证片,与模拟定位片相比,如果有出入,需要校正铅块位置,必要时还需要重做铅块直到验证片与定位片相符;接受三维适形的患者,也需要拍摄验证片,校正射野中心位置。

2.有条件的话,应该每周拍摄验证片(或 EPID)。

（八）IGRT

1.第一次照射时先进行锥形束 CT 扫描（CBCT），扫描图像与计划图像配准，如有误差且在 3mm 以内，通过调整床的位置使两个图像融合；如果误差在 3mm 以上，则需重新摆位，再进行 CBCT 以及配准。

2.建议每周进行 1～3 次 IGRT，尽量减少摆位误差。

（九）放疗过程中的质量控制和疗效观察

1.治疗不良反应的观察

临床医师每周体查患者 1 次，评估治疗疗效和不良反应，并与相应处置。同时，每周检查血常规 1 次（尤其是同步放化疗患者），做出相应处理。

2.放疗单检查

每周检查 1 次放疗单，检查有无执行错误、机器跳数计算错误等等。

十、并发症

放射性皮炎、腹泻、里急后重/肛门下坠、恶心、呕吐、（不全）肠梗阻、肠粘连、骨髓抑制、手足综合征等。

十一、预后

1.预后因素

分期，淋巴结转移比率，病理分级，脉管瘤栓，手术切缘情况，是否为全直肠系膜切除术。

2.5 年总生存率

Ⅰ 期：85％～90％以上，Ⅱ 期：65％～75％，Ⅲ 期：25％～65％，Ⅳ 期：20％～35％。

第四节 直肠癌的外科治疗

一、直肠癌的治疗难点

直肠癌目前仍然是中国大肠癌的主要难点和重点。临床上,中下段直肠癌的治疗难点包括肛门的保留、膀胱和性功能的损害及局部复发率高。

1.肛门的保留

中国的大肠癌过去是直肠癌占大多数,同时低位直肠癌多见,在治疗上认为 Miles 手术是中、低位直肠癌治疗的"金标准",肛门改道手术十分常见。但随着人们对直肠肿瘤认识的增加,同时对生存质量的要求提高以及医疗器械的发展,保肛手术得到了发展。影响保肛手术的因素有:主观因素和客观因素。主观因素是医师和患者,甚至患者家属的愿望。在主观上,医师不能为了提高保肛率或为了满足患者或家属的愿望降低保肛的基本条件,造成不可挽回的后果。客观因素是手术技能技巧、患者的身体状况和肿瘤情况。手术技能技巧可以在临床实践中改善,而患者的条件和肿瘤情况是不变的。

保肛手术相关的身体结构和肿瘤因素如下:①肿瘤的位置,决定是否有足够的下切缘易于吻合;②肿瘤的大小、类型和恶性程度,决定下切缘距离和切除满意度;③患者的性别和骨盆类型,决定手术难易程度、吻合难易程度;④肿瘤的下切缘距离,选择合理的下切缘;⑤患者的肥胖程度,决定手术和吻合的困难程度;⑥外科医师的手术技能和技巧,决定手术的根治、重建能力;⑦合适的手术器械,简化操作、暴露充分、简化重建。

学者认为,保肛手术应该把肿瘤的根治始终放在第 1 位,在不降低根治的前提下最大限度地提高保肛概率,同时保留的肛门具有完整的肛门感觉、分辨、控制功能。

随着安全远切缘 2cm 以上即可的观点风行,加上近 10 余年来吻合器的改进和推广,使盆腔中低位吻合易于进行,故保肛手术显著增加。但随之而来的是临床上见到保肛术后局部复发的患者已明显增加。1994 年 4 月杭州召开的全国直肠癌保肛手术专题研讨会上,尽管不少专家报道局部复发率为 10% 左右,但高达 25%～37% 者也不少见。Malmberg 收集的 8 篇报道中,局部复发率为 0%～32.4%,其中 4 篇在22% 以上。这种情况不能不引起我们的重视。直肠癌术后局部复发的患者,复发灶往往与盆壁、输尿管、膀胱、前列腺等粘连、浸润,再次手术相当困难。文献中只有 5%～48% 还可手术切除,而且在切除的患者中仅 22%～42% 可做到无肉眼可见的肿瘤残留。手术切除患者的 5 年生存率仅 10% 左右,因此全部局部复发的患者中能再次治愈的机会仅3%～5%,预后极差。

保肛术后局部复发的原因大致如下:①肿瘤远侧肠段切除不足。北条庆一分析了 30 例吻合口复发患者,其中有 16.6% 与远侧清除不足相关。Goligher 报道 StMark's 医院的 20 例局部复发中有 10% 系术中判断肿瘤下缘位置失误,下切缘距癌太近所致。他们认为缺少经验的医师,在术中准确判断肿瘤下缘有困难的情况下,肿瘤远侧应清除 5cm较为可靠。②直肠系膜或直肠周围组织清除不充分。北条庆一报道的30 例吻合口复发中有 17 例(56.7%)与此有关。英国的 Heald 等自1978 年起开始以“全直肠系膜切除”(TME)原则治疗直肠癌。直肠系膜为由盆筋膜脏层包覆的直肠后方和两侧的血管、淋巴管和脂肪组织。癌细胞在肠壁内向远侧浸润极少超过 2cm,但在直肠系膜内可能存在播散的癌细胞巢或癌结节,也可存在直径＜5mm 但却已有转移灶存在的淋巴结中。按 TME 原则切除的直肠癌标本中,直肠周围组织切缘处可见癌的概率降至 7%,明显低于常规方法手术切除标本中的发现率。③术中癌细胞种植引起。Cole 等取手术切除的大肠癌标本,在肿瘤远、近侧肠黏膜上做涂片检查,结果分别有 65% 及 42% 可找到癌细胞。距肿瘤越近,找到癌细胞的机会越大。术前避免用灌肠方法准备肠道,术时在肿瘤远侧置直角钳后经肛门选用 1/2000 氯己定（1997 年 Stuntz 等报道，氯己定杀灭大肠癌细胞的功效优于氟尿嘧啶，因此直肠残段腔内或腹膜腔内以氯己定冲洗可杀灭脱落的癌细胞，减少种植性复发）、1％聚维酮磺（碘伏）或水 1000ml 冲洗直肠残段，然后在直角钳下方切断直肠做吻合，该方法是预防此类复发的有效措施。

2.膀胱和性功能损伤

排尿和男性性功能的调节是由盆腔自主神经控制的。直肠癌手术可能损伤到盆腔的自主神经。直肠癌根治术和直肠癌扩大根治术，在骶前分离和侧韧带切断时非常容易损伤腹下神经和盆神经丛，造成膀胱和性功能的损害。部分膀胱功能的障碍还与手术切除造成的周围支持丧失、膀胱颈成角有关。

术后排尿功能障碍主要表现：排尿困难、排尿时间延长、残余尿增多、部分需要长期留置导尿管。性功能障碍的主要表现为：勃起不能、勃起不佳、射精不能、无性高潮等。文献报道，直肠手术造成的排尿功能障碍为 8％～65％，造成的男性勃起功能障碍为 20％～90％，丧失射精功能为 17％～61％。直肠癌术后的排尿功能障碍和性功能障碍给患者造成了极大的生理和心理的痛苦。

3.局部复发

直肠肿瘤所在部位决定了手术的困难程度及肿瘤容易侵犯邻近器官，所以有较高的局部复发率，远高于结肠癌，是直肠癌手术的困难点之一。直肠癌术后复发与很多因素相关，片面强调某一方面是不合理的。在设计治疗和执行治疗过程中，全面的考虑治疗方案和认真地执行操作细节是减少肿瘤局部复发和提高肿瘤治愈的保证。直肠癌手术后复发的相关因素如下。

肿瘤因素：在影响复发的因素里，肿瘤因素是无法改变的最主要因素。它与下列因素相关：①肿瘤的位置，肿瘤的位置越低，与周围组织、器官关系越密切，切除越不容易完整、干净，易于复发；②肿瘤大小，肿瘤越大，越容易复发；③肿瘤的类型，低分化腺癌及印戒细胞癌容易复发,中高分化腺癌及乳头状腺癌复发率较低;④肿瘤的生长方式,浸润性生长的容易复发,内生、溃疡型的复发率较低;⑤肿瘤分期,肿瘤分期晚者容易复发。

治疗相关因素:①术前的治疗,直肠癌手术前的新辅助放化疗已经明确具有提高切除率、减少复发率、改善生存率的效果;②手术相关因素,在肿瘤切除过程中,如肿瘤的切缘(包括肿瘤上切缘、肿瘤下切缘、肿瘤环行切缘)、淋巴结清扫(包括侧方淋巴结清扫、上方淋巴结清扫、下方淋巴结清扫)、全系膜切除和无瘤技术等可影响手术结果和术后复发;③术后的治疗,术后适当的辅助化疗、辅助放疗、辅助放化疗均可减少局部复发率、改善生存。

二、直肠癌手术的相关问题

1.肿瘤的切缘

肿瘤的手术切除一直是以三维的广泛切除作为切除的基础。对于肠道肿瘤手术来说,它的三维是指上切端、下切端、肿瘤区的环行切缘。直肠癌的上切端一直未受到重视,肿瘤区环行切缘是最近提出的概念,临床上一直受到重视的是肿瘤切除的下切端。下面进行分别论述。

(1)肿瘤的上切缘:直肠癌手术切除的上切端由于一般距离肿瘤较远,几乎不可能会出现切缘肿瘤阳性的机会,所以一直未受到足够的重视。这里需要强调的是:肿瘤上切端的切除距离万万不可参照下切端>5cm进行切除,因为直肠癌的淋巴回流是向上的,直肠癌治愈性切除要求切除至主干血管根部,即乙状结肠血管。如果考虑做扩大切除,要清扫肠系膜下血管根部,血管切除的范围决定了肠管切除范围,一般均>10cm。如果仅仅切除5cm肠管,不可能符合治愈性切除淋巴结的要求。

(2)肿瘤切除的下切缘:直肠癌手术中下切缘的距离一直是直肠癌手术的焦点,也是争取提高保肛的最关键问题。关于直肠癌手术切除的下切缘最早由Handley提出下切缘需>5cm,此标准的应用超过了半个世纪。直到 20 世纪 50 年代早期，Coligher 做了 1500 例的直肠癌标本分析，结论认为肿瘤向远端扩散少见，70％扩散＜0.6cm，极少超过 2cm。Williams 等认为 2cm 以上即可达到安全切缘标准。目前日本大肠癌研究会癌远端切缘为 2cm；中国大肠癌专家委员会建议癌远端切除为 3cm。目前大多数学者认为，肿瘤下切缘在 2～3cm，极少数甚至建议下切端 1cm 即可。

下切端距离的判定：①术时肿瘤下切缘的判定，学者曾做过检测，在手术时确定肿瘤下端后即在该处缝线标记，待术后剖开标本检查术中确定的下缘是否准确。结果发现两者之间误差明显，为 0.5～1.5cm，说明手术时肿瘤下端的判断不是非常准确，存在着判断误差。②肿瘤下切缘的距离测量。一般研究均明确指出测量时应无张力拉直，但临床上非常困难，牵拉时的张力误差极大，标准很难统一。③肿瘤切下后的收缩。临床上测定收缩率可在以下 3 个时间测量：手术标本切下时、手术结束后、手术标本固定后。复旦大学附属肿瘤医院曾做过上述标本的测量研究，结果显示，肿瘤标本切下后即刻测量下切缘收缩 25％～30％，手术结束后测量标本收缩 30％～40％，标本固定后的不同时间可收缩 40％～60％。国外 Weese 所做研究与本院研究结果相似。许多文章在报道肿瘤侵犯距离时没能讲清楚是怎样测量下切端距离的，大多报道下切端的测量是标本固定后的测量，而此时标本已较手术时的距离收缩了约 50％。根据上述分析，笔者可以得出一个结论：肿瘤下切缘的判断和测量是很难准确的，需要有丰富的临床经验才能保证肿瘤下切缘的可靠性。学者采用的是标本切下时的及时检查标本，一般肿瘤距离下切缘＜1～1.5cm，送病理检查确定。

不同的肿瘤类型需要不同的下切端距离：研究显示肿瘤的不同类型和生长方式其向下侵犯的距离是不同的，因而所需求的切除距离也是不同的。①对于肿瘤较小、分化良好、病期较早、有蒂的、内生型生长为主的肿瘤，下切缘的距离要求 2～3cm 即可；②对于分化较差的、恶性程度较高的如印戒细胞癌、低分化腺癌、浸润型生长的肿瘤，下切端的距离要求 5cm。

学者强调:①在有足够距离的情况下争取更大距离,在可能的情况下确保下切缘可靠;②无论何时要把根治性切除放在第一位,不要把满足患者的要求和片面提高保肛概率放在第一位;③积累经验,最大限度地提高保肛概率和保肛质量。

(3)中低位直肠癌的环行切缘:直肠癌的下切缘距离一直受到临床医师和学术界的极大关注,而直肠的侧方切缘距离一直未受到足够的重视。我们知道肿瘤是一个立体的肿块,会向任何方向侵犯而不是仅向下方侵犯。肿瘤的切除不仅是下切缘,而应是上切缘、下切缘和任一接近肿瘤的切缘。最近文献上有报道"环形切缘"(CRM)概念,就是指包绕受到肿瘤最深浸润处肠壁的肠周围组织切缘。NCCTG 的研究显示,CRM<1mm,局部复发率是 25%;而 CRM≥1mm,局部复发率仅为 3%。DUTCH 的一组报道,CRM≥2mm,局部复发率为 6%;CRM<2mm,局部复发率为 16%;CRM<1mm,局部复发率为 38%。

临床上直肠的前方和后方均有间隙可作判断,而侧方的切除,主要是侧韧带处。多数医师在处理时过多地考虑直肠中动脉的处理以及盆神经丛的保护,而靠近肠壁切除,未能最大限度地切除侧韧带。值得重视的是:不能对下切缘距离要求 2～5cm,而对侧方切缘只要求切除肠壁。在这里存在的矛盾是:侧韧带处是自主神经主要通道,从肿瘤学角度讲,应靠近盆壁切除,但那样切除会损伤自主神经,同时手术时侧韧带中的直肠中动脉的处理有困难。有学者建议根据肿瘤情况最大限度切除肿瘤侵犯侧的侧韧带,同时用电刀切除,避免钳夹结扎侧韧带,以减少自主神经的损伤。

2.直肠癌的淋巴结清扫

(1)直肠癌的上方淋巴结清扫:无论是上、中、下段直肠癌和肛管癌,上方淋巴结转移都是主要的方向。直肠癌的上方淋巴结清扫是直肠癌根治术的最基本也是最重要的手术策略。肠系膜下动脉起始部周围的淋巴结清扫是多数临床医师的上方清扫终点,该淋巴结是直肠癌根治术的第 3 站淋巴结。如日本癌症研究会附属医院的直肠癌标准手术规定:对直肠癌上方淋巴结清扫时,要对肠系膜下动脉周围淋巴结予以清扫。少数学者甚至提出:直肠癌应扩大淋巴清扫,其上方清扫达腹主动脉旁淋巴结。多数学者认为扩大清扫价值不大、手术操作复杂、手术时间较长、并发症多,临床应用很少。

对于直肠癌的上方淋巴结清扫至肠系膜下动脉根部的术式,临床上有两种常见做法:在肠系膜下动脉根部清扫并结扎血管,但许多医师怕影响吻合口血供。临床上更多使用的方法是,清扫肠系膜下动脉起始部周围淋巴结,并将其根部周围淋巴与脂肪组织向下清扫至左结肠动脉下方并结扎、切断。既清扫了肠系膜下动脉根部的淋巴结,又保留了左结肠动脉,减少了过多切除肠管和肠管血供影响的机会。Pezim于 1984 年发表了关于是否在肠系膜下动脉根部结扎的研究,有 586 例上方淋巴结清扫在肠系膜下动脉根部结扎、切断者与 784 例在左结肠血管分支下方切断者进行比较,两组在任何一期 5 年生存率均未显示差异。

(2)直肠癌的侧方淋巴结清扫:腹膜反折以下的直肠癌的淋巴回流除了向上以外,尚有向侧方转移的可能。文献报道,有不同类型和大小的中、下段直肠癌侧方的淋巴结转移概率为 1%~23.9%,欧美报道的转移率较低,日本报道的多较高(>12%),大多数在 7%~12%范围。

淋巴结转移率的高低与清扫的技术和手术困难程度有关。欧美患者多较肥胖,淋巴结清扫困难、并发症发生率非常高,主要是膀胱和性功能相关并发症,淋巴结清扫阳性率较低,因而生存率改善不明显,所以一般不推荐使用侧方淋巴结清扫。如 GLASS 等报道的扩大淋巴结清扫的 5 年生存率与常规淋巴结清扫的直肠癌手术的比较,两者无显著性差异。以日本东京癌症研究院为代表的日本大肠癌外科研究认为:直肠癌,特别是腹膜反折以下的直肠癌侧方淋巴转移率较高,清扫肠系膜下动脉以下的腹主动脉、腔静脉周围淋巴结,髂血管周围淋巴结,闭孔周围淋巴结,清扫阳性率达 12%~23.9%,进行侧方清扫的直肠癌 5 年生存率可提高 5%～12%,应该进行侧方淋巴结清扫。如加藤知行报道的直肠癌侧方扩大淋巴结清扫的 5 年生存率为 54.7%,局部复发率为 14.3%;而未进行侧方淋巴结清扫的 5 年生存率仅为 40.2%,局部复发率为 31.6%。国内也在 20 世纪 80 年代初开展了直肠癌扩大淋巴结清扫的研究。如国内董新舒报道的侧方淋巴结转移率为 9.6%。在进行扩大淋巴结清扫的直肠癌与常规淋巴结清扫的比较中,扩大淋巴结清扫的 5 年生存率为 68%,而常规淋巴结清扫的仅为 42.9%,两者差别明显。

目前,大多数学者认为不必常规进行侧方淋巴结清扫。主要依据是:①侧方清扫淋巴结阳性率低,多数报道＜10%;②生存率改变不明显,部分生存率改变是由扩大淋巴结清扫后的分期位移造成的;③侧方淋巴结清扫手术时间延长、手术风险增大、手术后并发症增多、手术费用增加;④无前瞻性随机分组的研究,多为单组、回顾性分析。有学者认为:侧方淋巴结清扫对某些患者是有价值的,对于哪些患者需要侧方清扫值得研究;是否可以采用前哨淋巴结检测技术帮助确定需要侧方淋巴结清扫的患者,减少不必要的扩大手术,改善患者生活质量。

(3)直肠癌的下方淋巴结清扫:直肠肛管部的淋巴可以向 3 个方向引流,即向上、向侧和向下方引流。以齿状线为界限,其上方的淋巴主要向上方引流,其下方的淋巴主要向下方引流。日本高桥孝报道 601 例直肠癌腹股沟淋巴结转移率研究,肿瘤下缘在齿状线上 2.1cm 以上者,仅 0.4% 腹股沟淋巴结转移;在 1.1～2.0cm 者,腹股沟淋巴结转移率为 7.7%;肿瘤靠近齿状线者,转移率达 12.5%;肿瘤越过齿状线者,转移率达 40.0%。也就是说,肿瘤下缘越低,腹股沟淋巴结转移率越高。

肿瘤侵犯肛管的肿瘤有直肠癌侵犯肛管和肛管癌。无论是直肠肛管癌还是肛管癌,其淋巴转移的主要方向仍然是向上;腹膜反折以下的直肠肛管癌和肛管癌的侧方转移率近似;肿瘤接近并侵犯肛管,下方淋巴结转移率增加。高桥孝报道的 34 例肛管癌,淋巴结上方转移率为

35.3%,侧方转移率为 14.7%,下方转移率为 17.6%。

侵犯肛管的癌或肿瘤可出现下方即腹股沟转移,有时合并腹股沟转移和异时发生腹股沟转移。对于同时发生腹股沟转移的患者,临床上有两种处理方法:①同时进行直肠癌根治术和腹股沟或髂腹股沟淋巴结清扫术;②分期进行直肠癌根治术和腹股沟淋巴结清扫术,即先进行肠癌手术,待手术恢复后(6 周)再进行淋巴结清扫术。至于选用哪种方法,要根据患者的情况、肿瘤的情况以及手术者的情况决定,多数医师选用分期手术,主要考虑患者的耐受性。对于肛管原发肿瘤,没有发现腹股沟淋巴结转移的患者,部分学者建议进行预防性腹股沟淋巴结清扫术,但是多数学者考虑下方淋巴结转移概率<20%,且手术创伤大、治疗效果差,认为预防性清扫的价值不大。

3.直肠癌的全直肠系膜切除

全直肠系膜切除(TME)的概念最早由英国的 Heald 提出,于 1978 年开始用全直肠系膜切除的方式进行直肠肿瘤的切除,并于 1982 年报道了治疗结果。Heald 的 TME 概念包括:①无论直肠癌距肛缘距离,直肠系膜全切除;②重视周边缘大切除;③直肠远切缘可减少 0.5cm;④肿瘤的分化不太重要;⑤保留盆腔自主神经;⑥不需要术前、术后放疗;⑦前切除保肛概率达 90%。

在原有的教科书中直肠是没有系膜的,但有潜在的由盆筋膜脏层包绕直肠后方及侧方的血管、淋巴、脂肪组织类系膜结构。Heald 从局部解剖和肿瘤复发的机制方面阐述了全系膜的概念和临床价值。在解剖上,直肠系膜是指直肠周围组织与盆壁之间存在的直肠周围间隙,分别被脏层和壁层筋膜包绕,其中脏层筋膜包绕在直肠侧后方的脂肪组织、血管、淋巴称为直肠系膜。在临床病理上,直肠肠壁的肿瘤向下方侵犯一般不超过 2cm。但病理大体切片研究显示,肿瘤在系膜中的癌灶可以超过肿瘤下方 4cm,因此进行全系膜切除是非常重要的。直肠的全系膜切除的概念针对临床手术有两种含义:①完整的切除盆筋膜脏层包绕的直肠及其周围淋巴、脂肪和血管,这里强调切除时保持盆筋膜脏层的完整性;②切除的直肠系膜达提肛肌水平或超过肿瘤下缘5cm,前者是狭义的全系膜切除,后者是广义的全系膜切除。

除了概念意义上的全系膜切除,Heald 还提出了临床切除的锐性分离方法,强调电刀直视下锐性分离的重要性,为全系膜切除提供了方法学保障,减少了肿瘤的播散以及出血造成的视野破坏,以保证系膜切除的完整性和自主神经的保留。

全系膜切除方法主要优点:切除了存在于直肠系膜中的肿瘤结节,这种结节可以存在于肿瘤上、下 5cm 范围,超过了肿瘤上、下沿肠管侵犯的距离;切除保持完整的直肠系膜,避免撕裂包绕直肠的盆筋膜脏层,减少肿瘤的术中播散。在直肠全系膜切除的方法提出以后,临床治疗的结果非常令人满意,大大地减少了直肠手术后的局部复发率。在多个国家进行了相关的临床研究,同样取得了较好的结果,局部复发率为 2.2%~7.3%。

全系膜切除概念在国内近年来也得到许多医师的承认和积极的推广,使直肠手术规范化有了依据,减少了局部复发,改善了治疗效果。

4.直肠肿瘤的局部切除

直肠中、下段肿瘤(包括恶性与良性肿瘤),特别是距肛 7cm 下的较小肿瘤、良性肿瘤、早期恶性肿瘤有时可以进行局部切除术治疗。对于上述肿瘤的治疗,局部切除的适应证由以下两种因素决定。

(1)切除方法的可行性:局部切除的方法有两种,即经肛切除和经骶旁切口的局部切除,这是保肛手术的一个重要部分。经肛局部切除术的应用范围是:切除的上界为距肛 7cm 以下肿瘤,肿瘤的基底直径要求<3cm。如果肿瘤下界>7cm,经肛切除十分困难;另外切除一旦控制不好,造成肠壁切穿或术后切除区漏,将污染腹腔。部分肿瘤位置较高,但肿瘤蒂部较长或肠黏膜脱垂明显者,也可经肛切除。肿瘤的基底部>3cm 者,经肛切除较困难。主要是因为 3cm 的肿瘤切除要求距离肿瘤>1cm,这样切除后重建非常困难。一般来讲,对于肿瘤基底>3cm者,建议使用经骶旁切口切除。骶旁切口的局部切除适用于肿瘤位于腹膜反折以下,较大的良性或早期恶性肿瘤。

（2）局部切除的合理性：对于能够进行保肛切除的中、低位直肠较大的良性肿瘤和早期恶性肿瘤仍然是以经腹前切除为好。对于位置较低的不能经腹切除并保留肛门的中、低位直肠肿瘤无法确定肿瘤性质和程度时,最好是经肛或经骶旁进行肿瘤的局部广泛切除（距肿瘤1cm）,然后对切除的标本进行详细的病理检查,了解肿瘤的大小、生长方式、侵犯深度、肿瘤细胞类型、腺瘤类型以及血管、淋巴管、神经有无肿瘤侵犯,最后决定是否需要进行肛门改道的大手术。局部的切除适用于直肠腺瘤、早期直肠类癌和部分早期直肠癌。对于直肠癌,要注意两个方面的问题：①部分外科医师只要看到病理报告是癌即进行大手术,这种盲目扩大手术使部分早期癌症患者进行了不必要的大手术,造成患者生活质量的下降。②对不适宜进行局部切除的肿瘤实施了不合适的局部切除术,造成患者的局部复发和区域转移,使可以治愈的癌症丧失了机会。

某大学附属肿瘤医院莫善兢教授总结多年的临床经验并结合国内、外文献,提出了对直肠腺瘤癌变局部切除的观点：①对有蒂的管状腺瘤癌变侵犯至黏膜下层时,其区域淋巴结转移约为4％,一般局部广泛切除即可。但如果有肿瘤距切缘较近、肿瘤侵犯血管和淋巴管、肿瘤细胞属高度恶性,如低分化腺癌、印戒细胞癌,仍需行标准的根治术。②对广基的绒毛状腺瘤恶变侵犯黏膜下层时,其区域淋巴结转移约为27％,一般均需行扩大根治性手术。③对于混合型腺瘤癌变,有蒂的治疗与管状腺瘤、广基的绒毛状腺瘤癌变相同。④对于侵犯肌层的癌均需行扩大根治性切除。

第五节　大肠癌的化疗

自20世纪50年代后期以来,氟尿嘧啶（5-Fu）一直是大肠癌的基本化疗药物。临床研究已充分证明,与最佳支持治疗相比,5-Fu对于晚期大肠癌在生活质量和生存期两个方面均占有明显的优势。90 年代中期后,大肠癌的化疗领域发生了深刻的变革,新的高效化疗药物如奥沙利铂、伊立替康、卡培他滨等相继研发上市并在临床广泛应用,接着分子靶向药物问世,并与新的化疗药物联合应用,使得大肠癌的治疗有了长足的进步,部分晚期患者有望达到长期生存甚至治愈,由此开创了大肠癌治疗的新纪元。

一、辅助化疗

手术是局限性大肠癌患者的主要治愈手段,即便肿瘤完全切除,仍有许多患者复发转移。Ⅰ期患者 5 年生存率在 90% 以上,但Ⅲ期患者只有 50% 左右。辅助化疗的目的是为了杀灭微小转移病灶,减少复发,提高治愈率。

1.5-Fu

虽然 20 世纪 60 年代已经开始了辅助治疗的研究,直到 1988 年 Buyse 等综合了 25 个随机对照研究近 10000 例患者的结果,发现含 5-Fu 的辅助化疗比单用手术治疗略有生存优势。

INT 0035 随机对照研究共入组 1200 例Ⅱ期或Ⅲ期患者,有 929 例Ⅲ期患者随机进入单纯手术组、左旋咪唑(LEV)组或 5-Fu/LEV 组,随访 5 年以上(中位时间为 6.5 年)。与单纯手术组相比,5-Fu/LEV 可减少复发危险 40%(P<0.0001)和死亡危险 33%(P=0.0007);单用 LEV 只有 2% 和 6%。由于 5-Fu/LEV 在Ⅲ期患者中具有良好的耐受性和有效性,曾作为标准的辅助治疗方案。

左旋咪唑作为驱虫药用于临床,与 5-Fu 之间的作用机制尚未明了。5-Fu 联合亚叶酸钙(LV)作用机制明确,LV 通过与胸苷酸合成酶发生作用形成稳定的三联复合物,增加 5-Fu 的疗效。IMPACT 综合了 5 个试验的结果,在Ⅱ期或Ⅲ期患者中比较单纯手术和术后使用 5-Fu/LV 的疗效,结果发现术后用 5-Fu/LV 提高了 3 年生存率(83% 和 78%;P=0.03)。

INT 0089 随机对照研究评价 5-Fu、LEV 和 LV 在 II 期或 III 期患者中的疗效。3794 例患者随机进入 5-Fu/低剂量 LV 组、5-Fu/高剂量 LV 组、5-Fu/低剂量 LV＋LEV 组和对照组 5-Fu/LEV 组。前 3 组辅助化疗用 30～32 周，对照组用 1 年。中位随访 10 年，发现无病生存期（DFS）和中位生存期（OS）无明显差别。NSABPC-04 研究发现辅助化疗使用 1 年，5-Fu/LV 的 5 年 DFS 优于 5-Fu/LEV（65％和 60％，P＝0.04），5 年 OS 有延长的趋势（74％和 70％，P＝0.07）。

5-Fu/LV 已取代 5-Fu/LEV 作为标准的辅助化疗方案，5-Fu/LV 辅助化疗的持续时间为 6～8 个月。低剂量和高剂量 LV 联合 5-Fu 的疗效相同。

2.口服的氟尿嘧啶类药物

不少研究采用口服的氟尿嘧啶类药物作为术后辅助治疗。NSABP C-06 比较优福定（UFT）/LV 和 5-Fu/LV 在 II 期或 III 期患者中的疗效，中位随访 62.3 个月，结果 DFS 和 OS 相当，毒性相似。X-ACT 研究比较卡培他滨和 5-Fu/LV 在 III 期患者中的疗效，中位随访 3.8 年，结果卡培他滨的 DFS 至少与 5-Fu/LV 静脉推注相当，无复发生存延长（P＝0.04），毒性低（P＜0.001）。

3.奥沙利铂（L-OHP）或伊立替康（CPT-11）联合 5-Fu/LV

由于 CPT-11 和 L-OHP 联合 5-Fu/LV 在晚期患者中取得了良好的疗效，因此在辅助化疗中的地位备受关注。

欧洲的国际多中心 MOSAIC 研究比较静脉滴注 5-Fu/LV 和 FOLFOX 辅助化疗 6 个月，入组 2246 例患者，II 期 40％，III 期 60％，结果 5 年 DFS（包括 II 期和 III 期患者）分别为 67.4％和 73.3％（P＝0.003），亚组分析显示加用 L-OHP 使 III 期患者 DFS 绝对值提高了 7.5％（P＝0.005），II 期患者虽提高了 3.8％（P＝0.258），但无统计学差异。随访 6 年，术后用 FOLFOX 比 5-Fu/LV 延长了 III 期患者的生存率，但 II 期患者中无优势。这是第一个研究证明在辅助化疗中联合化疗优于 5-Fu/LV 方案。

NSABP C-07 的研究也得到了相同的结果,该研究采用 L-OHP 联合 5-Fu/LV 静脉推注,2407 例患者(Ⅱ期 29%,Ⅲ期 71%)5-Fu/LV 的 3 年和 4 年 DFS 分别为 71.8% 和 67.0%,FLOX 分别为 76.1% 和73.2%(P<0.004)。

CPT-11 联合 5-Fu/LV(IFL)的结果令人失望。CALGB C89803 的研究比较 IFL 与 5-Fu/LV 在Ⅲ期患者中的辅助化疗,结果发现 IFL 不但未提高生存期和无失败生存率,反而增加了中性粒细胞减少、中性粒细胞减少性发热和治疗期间死亡的发生率。FOLFIRI 在辅助化疗中也不优于 5-Fu/LV。

4.Ⅱ期患者辅助化疗的意义

Ⅲ期患者需要辅助化疗已被广泛接受,但Ⅱ期患者是否需要辅助化疗仍有争议。Ⅱ期患者单纯手术后的 5 年生存率可达 75%~80%,而与辅助化疗预期的疗效差异不大,如果要证实治疗获益需要非常大的样本量。

IMPACT B2 对 5 项试验进行综合分析,5 项试验均为术后 5-Fu/LV 辅助化疗与单纯手术比较,1016 例Ⅱ期患者,中位随访 5.75 年,辅助化疗使 5 年无病生存率(分别为 76% 和 73%)和总生存率(分别为 82% 和 80%)有延长的趋势,但无统计学差异。其他综合分析研究也得到了类似的结果。Schrag 等利用美国 SEER 数据库对Ⅱ期患者实际治疗的情况进行分析,发现接受辅助化疗与未接受辅助化疗的患者 5 年总生存率分别为 78% 和 75%,无显著差异,与 IMPACT B2 等根据临床试验得出的结果一致。

迄今为止,针对这一问题的最大一项随机试验是 QUASAR 研究,该研究证实了辅助化疗可以使生存率绝对值提高 3%~4%。3238 例患者(结肠癌 71%,直肠癌 29%)入组,91% 是Ⅱ期患者,比较术后辅助化疗(5-Fu/LV±LEV)与单纯手术的疗效。中位随访 4.6 年,辅助化疗显著降低了 5 年复发率(分别为 22.2% 和 26.2%,P=0.001),提高了 5 年生存率(分别为 80.3% 和 77.4%,P=0.02)。进一步对Ⅱ期患者的分析发现辅助化疗仍有生存益处(P＝0.04)。

Ⅱ期患者辅助化疗尚未达成共识。由于辅助化疗所能带来的益处有限,而化疗相关的风险、毒性和给患者带来的不便,需要与患者进行充分沟通以决定是否进行辅助化疗。目前,不推荐对Ⅱ期患者常规进行辅助化疗,但对具有高危因素(送检淋巴结数目不足、T_4、穿孔或者组织学分级差等)的患者可以考虑辅助化疗。另外,影响Ⅱ期患者预后的一些分子标记也可能作为辅助化疗的参考指标。

二、晚期大肠癌的化疗

化疗是转移性大肠癌的主要治疗手段之一。化疗可以使不能手术切除的患者肿瘤缩小以后创造手术机会,延长无疾病生存时间;对于无法手术的患者化疗作为姑息治疗可以延长生存。长期以来,大肠癌的化疗以氟尿嘧啶类药物为主体,最近伊立替康和奥沙利铂显著提高了疗效,分子靶向药物进一步提升了大肠癌的治疗效果,开拓了有希望的前景。

1.氟尿嘧啶类药物

在长达40年的时间里,晚期大肠癌的有效治疗一直以氟尿嘧啶类药物为主。氟尿嘧啶类药物5-Fu单用疗效有限,有效率为10%～15%。对包括19个临床试验3300例患者的Meta分析显示,5-Fu加用LV的有效率从11%增加至21%(P＜0.0001),OS从10.5个月增加至11.7个月(P＝0.004)。在伊立替康(CPT-11)和奥沙利铂(L-OHP)出现之前,5-Fu/LV的方案一直作为标准的一线治疗方案。多项临床研究探讨了5-Fu不同的给药方法对疗效和毒性的影响。一项包括6个随机试验1200例以上患者的Meta分析显示,5-Fu静脉滴注的有效率显著高于静脉推注(22%和14%,P＜0.0002),但对Os的改善几乎没有影响。静脉滴注方案的血液学毒性低于静脉推注方案(4%和31%,P＜0.0001),消化道反应也轻。NCCN推荐5-Fu静脉持续滴注联合LV作为一线治疗的选择。

卡培他滨是口服的氟尿嘧啶类药物,可以完整地通过消化道吸收。它本身无细胞毒性,但在体内经羧酸酯酶、胞苷脱氨酶和胸苷酸磷酸化酶(TP)转变为具有细胞毒性的 5-Fu。利用肿瘤组织中 TP 的活性比正常组织高的特性,达到选择性肿瘤内激活的目的,从而最大限度地降低 5-Fu 对正常人体细胞的损害。van Cutsem 等综合了两项卡培他滨一线治疗晚期大肠癌包括 1207 例患者的随机 Ⅲ 期临床试验的结果,卡培他滨单药与 5-Fu/LV 静脉推注方案比较,提高了有效率(分别为25.7% 和 16.7%,P<0.0002),对预后指标差的患者有效率仍有提高。但在进展时间(TTP)(4.6 个月和 4.7 个月)和 OS(12.9 个月和 12.8 个月)方面两组无差别。卡培他滨的血液学毒性和消化道反应明显低于5-Fu/LV 静脉推注,手足综合征的发生率高于 5-Fu/LV 静脉推注。目前没有随机临床试验比较卡培他滨单药与 5-Fu/LV 静脉滴注的方案。与历史对照,卡培他滨与 5-Fu/LV 静脉滴注方案在有效率、TTP 和 OS方面相似。

2.CPT-11

CPT-11 是拓扑异构酶 Ⅰ 抑制剂,可破坏 DNA 的双链结构。在5-Fu 抵抗的转移性大肠癌患者中,CPT-11 单药与最佳支持治疗相比,提高了 1 年生存率(36% 和 14%),改善了生活质量。最早 CPT-11 被批准用于转移性大肠癌的二线治疗,随后 3 个随机 Ⅲ 期临床试验确定了 CPT-11 联合 5-Fu 静脉推注或静脉滴注的方案在一线治疗中的地位。欧洲 Douillard 等比较 CPT-11 联合静脉滴注 5-Fu/LV 与单用静脉滴注 5-Fu/LV 一线治疗转移性大肠癌的效果,CPT-11 联合静脉滴注 5-Fu/LV 的有效率(35% 和 22%,P=0.005)提高,至治疗失败时间(TTF)(6.7 个月和 4.4 个月,P=0.001)和 OS(17.4 个月和 14.2 个月,P=0.031)延长。Kohne 等比较每周静脉滴注 5-Fu/LV 加或不加CPT-11 的疗效,加了 CPT-11 以后,提高了有效率(54% 和 31.5%,P<0.0001)和 TTP(8.5 个月和 6.4 个月,P=0.0001),但 OS 的差异(20.1个月和 16.9 个月,P=0.2279)没有达到统计学的显著性。在美国 Saltz

等比较了 CPT-11 联合静脉推注 5-Fu/LV(IFL)和单用静脉推注 5-Fu/LV 的方案,IFL 在有效率(39%和 21%,P<0.001)、中位无进展生存期(PFS)(7.0 个月和 4.3 个月,P=0.004)和 OS(14.8 个月和 12.6 个月,P=0.04)方面都有所提高。联合 5-Fu 静脉推注的 IFL 方案比联合 5-Fu 静脉滴注的方案中腹泻、脱水和骨髓抑制的发生率较高。

BICC-C 研究比较了 3 种不同的含 CPT-11 和氟尿嘧啶类药物的方案,患者随机进入 5-Fu 静脉滴注联合 CPT-11(FOLFIRI)组、改良的 IFL(mIFL)组或卡培他滨联合 CPT-11(CapeIRI)组。FOLFIRI 组的 PFS 比 mIFL 组(7.6 个月和 5.9 个月,P=0.004)和 CapeIRI 组(7.6 个月和 5.8 个月,P=0.015)明显延长,OS 在 FOLFIRI 组达到 23.1 个月,mIFL 组 17.6 个月(P=0.087),CapeIRI 组 18.9 个月(P=0.27)。Ⅲ度以上不良反应 CapeIRI 组最多,FOLFIRI 组最少。该研究显示,FOLFIRI 组在疗效和安全性方面优于 mIFL 组或 CapeIRI 组。FOLFIRI 方案应作为晚期大肠癌一线治疗的选择。

CPT-11 剂量限制性毒性是腹泻。尿苷二磷酸葡萄糖醛酸基转移酶 1A1(UGT1A1)参与 CPT-11 的代谢,同时参与胆红素等物质代谢。UGT1A1 缺乏可导致高胆红素血症和 CPT-11 药物蓄积。因此,有 Gilbert 病和血清胆红素升高的患者使用时须谨慎并需要调整剂量。

3.L-OHP

L-OHP 是二氨基环己烷的铂类复合物,可阻断 DNA 的复制和转录。3 个欧洲的Ⅲ期临床研究比较了 L-OHP 联合 5-Fu/LV 与单用 5-Fu/LV 的一线治疗的疗效。de Gramont 等比较 L-OHP(2h 滴注)联合静脉滴注 5-Fu/LV(FOLFOX)与单用 5-Fu/LV,有效率分别为 50.7%和 22.3%(P=0.0001),PFS 分别为 9.0 个月和 6.2 个月(P=0.0003),FOLFOX 组明显比单用组好。但 OS 无改善(16.2 个月和 14.7 个月,P=0.12)。每组约 60%的患者接受其他的后续治疗,单用 5-Fu/LV 组中有 28%的患者又接受 L-OHP 治疗,两组 20%～30%的患者又接受 CPT-11 治疗。这一试验是以 PFS 为主要终点,以致达到统计要求的样本量不足,故未能显示有生存益处。Giacchetti 等进行的研究中,使用 5-Fu/LV 的方案要求在一定时间内滴注,L-OHP6h 滴注,联合治疗组较单用组在有效率(53% 和 16%,P<0.001)和 PFS(8.7 个月和 6.1 个月,P=0.048)方面有明显改善,但 OS 仍无改善(19.4 个月和 19.9 个月)。对照组中 88 例患者进展后 55 例(66%)又接受 L-OHP 治疗。Grothey 等报道了德国的随机试验,单用组的 5-Fu/LV 采用静脉推注,联合治疗组采用大剂量的 5-Fu/LV(每周 24h 滴注)加 L-OHP(每周用,连用 4 周,每 5 周重复)。同样地,在有效率(49.1% 和 22.6%,P<0.0001)和 PFS(7.8 个月和 5.3 个月,P=0.0001)方面联合治疗组有明显改善,但对 OS 无影响(19.7 个月和 16.1 个月,P=0.19)。对照组中有 31% 的患者、联合治疗组中有 67.5% 的患者接受了所有 3 个有效药物的治疗。这一试验也以 PFS 为主要终点,未能入组足够的患者以显示生存优势。

上述 3 个试验均提示 L-OHP 联合 5-Fu/LV 的有效率提高 1 倍,PFS 较单用 5-Fu/LV 延长约 3 个月,但 OS 均无差别。而对照组也就是单用 5-Fu/LV 治疗组的生存期比 5-Fu 时代有了显著的改进,间接提示后续治疗具有生存益处。3 个试验总生存期的改善显而易见,可能与先后接受过所有 3 个有效药物治疗的患者比例高有关。

N9741 随机 III 期试验评价 FOLFOX4、IFL 及 L-OHP/CPT-11(IROX)方案一线治疗转移性大肠癌,明确 FOLFOX4 在有效率、PFS 和 OS(45%、8.7 个月和 19.5 个月)方面优于 IFL(31%、6.9 个月和 15.0 个月),FOLFOX4 方案 III、IV 度的毒性除神经毒性外,均低于 IFL。同时该研究提示,FOLFOX4 比 IROX 有效率(35%)更高,PFS(6.5 个月)延长,OS(17.4 个月)相似。因此,FOLFOX 可作为晚期大肠癌一线治疗的选择。

FOLFOX 和 FOLFIRI 均为晚期大肠癌的一线方案,Tournigand 等的研究发现作为一线治疗两者疗效相当,两个方案的用药顺序与疗效无关。这一随机 III 期临床试验序贯应用包含 3 个有效药物的 FOL-

FOX6 和 FOLFIRI 方案:一组先用 FOLFIRI 一线治疗,然后 FOLFOX6 二线治疗;另一组先用 FOLFOX6 一线治疗,然后 FOLFIRI 二线治疗。一线治疗两组的有效率分别为 56％和 54％,一线治疗后 PFS 分别为 8.5 个月和 8.0 个月(P=0.26);二线治疗的有效率分别为 15％和 4％,入组至二线治疗后 PFS 分别为 14.2 个月和 10.9 个月(P=0.64);OS 分别为 21.5 个月和 20.6 个月(P=0.99)。该研究主要终点是 PFS,两种用药顺序在 PFS 和 OS 方面差别无统计学意义。先用 FOLFIRI 组Ⅲ、Ⅳ度黏膜炎和恶性呕吐的发生率较高,先用 FOLFOX4 组Ⅲ、Ⅳ度中性粒细胞减少和神经毒性的发生率较高。另一项Ⅲ期研究比较 FOLFOX4 和 FOLFIRI 一线治疗也证实了这一结果,两个方案在有效率、PFS 和 Os 方面无差异。

有研究表明,FOLFOX 和 CapeOX 方案一线治疗用于转移性大肠癌疗效相似。TREE 研究比较了 3 种不同的含 L-OHP 和氟尿嘧啶类药物的方案,患者随机进入改良的 FOLFOX6 组(mFOLFOX)、静脉推注 5-Fu/LV 联合 L-OHP(bFOL)组或卡培他滨联合 L-OHP(CapeOX)组。有效率分别为 43％、22％和 35％,PFS 分别为 8.7 个月、6.9 个月和 5.9 个月,Os 分别为 19.2 月、17.9 个月和 17.2 个月。NO16966(XELOX-1)多中心随机Ⅲ期临床研究直接比较 FOLFOX4 和 XELOX 方案,提示静脉滴注 5-Fu 或口服卡培他滨联合 L-OHP 一线治疗同样有效。

L-OHP 主要的剂量限制性毒性是慢性神经毒性。这种剂量依赖性的感觉神经毒性在累积剂量超过 $850mg/m^2$ 时有 12％~15％的患者会发生神经毒性。

4.联合化疗或序贯化疗

7 个随机Ⅲ期临床研究综合分析结果显示,转移性大肠癌整个治疗过程中用过所有 3 个有效细胞毒药物(5-Fu/LV、CPT-11 和 L-OHP)的患者生存期最长。德国结直肠癌组(DCCG)进行了一项Ⅲ期研究评价序贯化疗与一开始就联合化疗的疗效。A 组序贯化疗,一线治疗用卡培他滨,二线用 CPT-11,三线用 CapeOX;B 组一开始就用两药联合化疗,一线治疗用 CapeIRI,二线用 CapeOX。OS 在 A 组为 16.3 个月,B 组为 17.7 个月(P＝0.2),Ⅲ、Ⅳ度的毒性除手足综合征(A 组 13％,B 组 6％,P＝0.0009)外两组相似。由此可见,序贯化疗也是可选方案之一。

Falcone 等在Ⅲ期临床研究中比较起始治疗用 3 药(5-Fu/LV、CPT-11 和 L-OHP)联合化疗(FOLFOXIRI)方案与 FOLFIRI 方案一线治疗转移性大肠癌,结果有效率(66％和 41％,P＝0.0002)提高,PFS(9.8 个月和 6.9 个月,P＝0.0006)和 OS(22.6 个月和 16.7 个月,P＝0.032)延长。FOLFOXIRI 组所有患者转移灶二次根治性切除比 FOLFIRI 组(15％和 6％,P＝0.033)为高,在只有肝转移的患者中这一比例更高(36％和 12％,P＝0.017)。但 FOLFOXIRI 组Ⅱ、Ⅲ度的外周神经毒性和Ⅲ、Ⅳ度中性粒细胞减少发生率也高。Souglakos 等进行了类似的研究,FOLFOXIRI 的剂量低于 Falcone 等研究中的剂量,结果显示 FOLFOXIRI 腹泻、感觉神经毒性发生率高,而两者的有效率、TTP 和 OS 相似。

因此,对于一般状况好、疾病进展快以及有可能创造条件获得手术切除机会的患者起始治疗可以选择联合化疗,包括两药联合或 3 药联合化疗;对于无症状、疾病进展慢或不可能手术切除的患者可以选择序贯化疗。

5.治疗的持续时间

一直以来,大肠癌的化疗是持续给药至疾病进展或不能耐受为止。许多研究探讨了化疗获益后的后续治疗问题,是持续给药还是间断给药? Maughan 等用间断给药(5-Fu 或雷替曲塞化疗 12 周后有效或疾病稳定的患者停止给药,疾病进展后再给予同样方案)与持续给药至疾病进展的患者相比较,毒性减少,而 OS 相似(P＝0.23)。

Labianca 等比较了 FOLFIRI 化疗持续 2 个月、停止 2 个月的方案与 FOLFIRI 化疗持续进行的方案,发现两组的有效率、肿瘤无进展时间和总生存期均相当。Tournigand 等和 Maindrault-Goebel 等进行了 OPTIMOX 1 和 2 的研究,采用打打停停的方法,以期在保证疗效的同时减少毒性。OPTIMOX 1 比较的是 FOLFOX 连续用药与 FOLFOX 间断应用 L-OHP(先用 FOLFOX7×6 周期,然后用 LV/5-Fu 维持治疗,共 12 周,再用 FOLFOX7×6 周期)的方案,两组疾病控制时间 (DDC)、PFS 和 OS 相似。Ⅲ、Ⅳ度不良反应有所减少,特别是在 LV/5-Fu 第 2 阶段,Ⅲ度神经毒性明显减少,从而提高了生活质量。OPTI-MOX 2 则是在维持期彻底停止化疗(先用 FOLFOX 7×6 周期,然后停用化疗,待疾病进展至基线水平时,再用 FOLFOX 7 化疗),结果显示,维持治疗比未维持治疗的 PFS(36 周和 29 周,P=0.08)和 OS(26 个月和 19 个月,P=0.0549)有延长的趋势,但未达到统计学差异。因此,目前尚不能明确治疗的持续时间,打打停停的策略以及维持治疗的模式仍需要进一步研究。

第六节　大肠癌的放疗

直肠癌的治疗是以手术为主的综合治疗。对于临床可切除的直肠癌,治疗模式按手术的时间顺序主要分为两种:①手术,然后根据术后的病理检查结果,给予术后辅助放化疗;②术前新辅助放疗±化疗,然后手术,根据术后的病理检查结果,给予术后辅助化疗。复发的或临床不可切除的肿瘤,可先给予外照射,然后争取手术,同时给予术中放疗或近距离放疗。在选择性的 $T_{1\sim2}$ 病例中,可应用局部切除结合腔内放疗或外照射,保留手术作为挽救性治疗。单纯根治性放疗仅在患者拒绝手术或因其他疾病而无法接受手术时采用。

直肠癌最常见的治疗失败原因是局部复发,随疾病分期的增加局部失控明显增加,但腹股沟淋巴结的转移少见。最常见的远处转移部位是肝脏,其次是肺。

影响直肠癌预后最主要的因素是肿瘤的分期。肿瘤的浸润程度

（T）、淋巴结转移的情况（N）与疗效密切相关。

肿瘤的切除彻底性对预后也有很大影响。肿瘤环周切缘（CRM）是影响复发的独立预后因素。

受检淋巴结的总数，对 N_0 的确定非常有意义。如果受检淋巴结的总数过少，则 N_0 的分期是不可靠的，对预后及综合治疗的指导意义有限。美国病理学院推荐，明确诊断分期为 N_0 时，需要受检淋巴结的总数在 12～15 个。

其他影响预后的因素还有：血管、淋巴管的侵犯，肿瘤的病理分级，肿瘤微环境的不稳定性，分子生物学指标，机体淋巴对肿瘤的反应，手术医师的经验和接受培训的情况，这在全系膜切除术尤为重要。

一、可切除直肠癌综合治疗中的放疗

根治性手术是直肠癌的最主要治疗方法，目的是切除原发肿瘤包括其血供和周围淋巴结。早期的临床研究提示 $T_{1\sim2}N_0M_0$ 的局部失败率<10%，$T_3N_0M_0$ 和 $T_1N_1M_0$ 为 15%～35%，$T_{3\sim4}N_{1\sim2}M_0$ 则可达45%～65%，尽管远处转移也是治疗失败的重要原因，但局部复发是直肠癌治疗失败的主要原因，这也是在可切除直肠癌治疗中采用辅助治疗的依据。辅助放疗，无论是术后或术前新辅助放疗均可降低局部复发，这已经在Ⅲ期随机试验结果得到证实，而局部控制是直肠癌放疗时的重要观察目标，因此即使在生存上的得益仍未得到全面的证实，放疗在直肠癌治疗中是有价值的。

1.术后辅助放疗

（1）术后辅助放疗的随机临床研究：北美在 20 世纪 80 年代后期发表的单中心研究显示，Ⅱ/Ⅲ期直肠癌术后单纯放疗的局部控制失败率为 15%～22%，无病生存率为 50%～57%。在单中心研究的基础上，80 年代起开始了多中心随机临床试验，这些试验的结果确立了术后辅助治疗的标准方式，所有试验的病例选择均为肿瘤完全切除的 T_3、T_4 和（或）N^+ 患者。

在欧洲进行的 3 项随机研究,比较了术后单纯放疗与单纯手术的结果。研究采用的放疗剂量是 $40\sim50Gy/20\sim25$ 次,比较了 Ⅱ/Ⅲ 期直肠癌,术后辅助放疗和单纯手术的疗效。所有的 3 项研究均显示辅助放疗可提高局部控制率,但没有观察到无病生存率或总生存率的提高。

美国胃肠道肿瘤研究组(GITSG)进行的试验,术后患者被随机分成 4 组:无术后辅助治疗、术后化疗(5-Fu + MeCC-NU)、术后放疗(40~48Gy)、术后放化疗。结果显示,与单纯手术比较,术后放疗可提高局部控制率(80％术后放疗,76％单纯手术),但术后放化疗联合治疗可明显提高无病生存率($P<0.009$)和局部控制率(89％)。

Mayo 多中心研究(NCCTG 79-47-51),比较术后放疗($45\sim$50.4Gy)与术后放化疗(放疗联合 5-Fu + MeCCNU)的疗效。此研究证实了 GITSG 的结果,放化疗联合较单纯放疗明显提高了无病生存率(58％与38％,$P=0.0016$),局部控制率(86％与75％,$P=0.036$)。同时,此研究中还观察到放疗剂量的效应,在能避开小肠的情况下,肿瘤床加量 5.4Gy,显示可提高局部控制率。NSABP R01 和 R02 的研究结果,显示术后联合放化疗较术后化疗明显增加了局部控制率,但未显示放化疗生存率的提高。

鉴于多中心研究中术后放化疗可提高局部控制率和生存率的结果,美国国立癌症中心(NCI)1990 年治疗会议达成的共识是,T_3 和(或)$N_{1\sim2}$ 患者,术后标准的辅助治疗是放化疗联合的综合治疗。

随后进行的术后辅助治疗研究主要关注辅助放疗中化疗的应用。O'Connell 报道的随机研究评估了放疗±化疗、化疗的方案及 5-Fu 的用法。与放疗联合,化疗方案随机分成 5-Fu 持续静脉滴注(每周$1575mg/m^2$)或静脉推注($500mg/m^2$,放疗的第 1 和第 5 周各用 3 天)。结果显示,持续滴注的用法可降低远处转移,明显提高了生存率,可能与持续滴注方案中的化疗剂量强度较高有关。

综上所述,放化疗联合为直肠癌术后辅助治疗的方式。

(2)术前及术后放疗:这种治疗方式也称为"三明治"式放疗,它包括了术前的短疗程放疗（5～15Gy），随后手术，对术后病理分期为 $T_{3～4}$ $N_{1～2}$ 的患者，再接受 40～45Gy 的术后放疗。这种治疗方法的发展主要是在影像学对肿瘤 T 和 N 分期不足的时代，目的是试图通过术前的低剂量短程放疗降低肿瘤的种植，并保留对术后病理 $T_{3～4}$ 和（或）$N_{1～2}$ 的患者可接受较高放疗剂量的可能。

RTOG81-15（美国的放射治疗协作组）的随机研究结果，350 例患者随机分为术前 5Gy 放疗组和手术组，术后病理为 T_3 和（或）$N_{1～2}$ 分期的患者，接受 45Gy 的术后放疗，未应用辅助化疗。在至少 5 年的随访后，两组间的局部控制率、远处转移率或总生存率均无差异。法国的 Gustave Roussy 研究所对 155 例病例回顾性分析结果也显示，"三明治"式治疗方法无优势。

随着影像学的发展，使何类患者可在术前放疗中得益的评价更为准确，同时鉴于回顾性和随机临床研究均无明确的证据支持，"三明治"式治疗目前不再提倡。

（3）术前新辅助放疗

①优缺点：术前放疗有其临床和生物学上的优点。采用术前放疗的优点：放疗后肿瘤退缩，可提高切除率；对低位直肠肿瘤，肿瘤的退缩可能增加保留肛门括约肌的机会；降低术中播散的概率；肿瘤乏氧细胞少，较术后放疗敏感；治疗的毒性反应较少。

但术前放疗也有其不足之处，放疗后产生的肿瘤退缩可能会影响疾病的最初分期，而分期又是预测判断治疗疗效的主要预后指标。但瑞典的多中心试验结果提示，术前放疗与单纯手术比较，对所有期别的肿瘤均有好处，因此肿瘤最初分期的重要性并没有以往所认为的那么高。虽然目前影像学的发展，使得术前肿瘤分期的确定较以往容易且准确，但仍有分期过高或过低的可能性。

②术前放疗的随机临床研究：对术前放疗的随机研究，多数显示可降低局部复发，并且其中有 5 项研究达到统计学意义，但生存的得益尚不肯定。

多项欧洲进行的随机临床研究,采用短程快速放疗。以瑞典斯德哥尔摩研究为代表的一系列研究,确立了术前放疗、短程放疗方式的有效性。斯德哥尔摩研究 I 和 II 期,比较单纯手术与 25Gy/5 次术前放疗,手术在 1 周内进行。研究 II 期的放疗范围及技术较研究 I 期有改进,研究显示术前放疗明显提高了,无病生存率和局部控制率(58%比 48%)。

但在瑞典研究中,并非所有手术为全直肠系膜切除术(TME)。而在近期的荷兰 CKVO 95-04 随机研究中,手术为规范的 TME,术前放疗并未显示有生存率的提高。此外,在直肠癌的治疗中还有其他重要的观察目标需要注意分析,包括肛门括约肌的保留及其功能、急性毒性反应、生活质量等。

在 TME 广泛开展前进行的研究存在有对手术质控的质疑。荷兰的术前放疗随机研究(CKVO 95-04),是比较有手术质控的直肠癌TME 的情况下术前放疗的作用。患者被随机分成 TME 或术前快速短程放疗(25Gy/5 次)+TME 两组。在 TME 组,术后如切缘阳性,则接受 50Gy/25 次的术后放疗。2 年的局部失控率,TME 组为 8%,术前放疗+TME 组为 2%。在 III 期切缘阴性的患者中 2 年的局部复发率,TME 组为 15%,术前放疗+TME 组为 4%(P<0.001)。结果显示,III期和直肠中下段的肿瘤可从放疗中得益。

此项研究显示了术前放疗可进一步降低局部复发,且与肿瘤的临床特点有关。全系膜切除术后的局部复发率低于 10%,部分学者认为在 TME 后无须辅助治疗。但是,CKVO 95-04 随机试验证实了 TME仍需联合辅助放疗的必要性,尤其是对 III 期中、低位直肠癌患者,可明显降低局部复发率。全系膜切除术的应用提出了对手术者技术重要性的认识,而且强调了接受直肠肿瘤手术专科培训技术的重要性。

③术前放疗与化疗的联合治疗:有关术前放化疗是否比术前单纯放疗更有效,以及术后应用化疗对生存的影响,EORTC 进行了 III 期临床随机研究,病例选择为临床分期 $T_{3\sim4}NM_0$ 的患者,共有 22921 例,随

机分成 4 组：术前放疗＋手术；术前放化疗＋手术；术前放疗＋手术＋术后化疗；术前放化疗＋手术＋术后化疗组。放疗为 45Cy/25 次；化疗为 5-Fu/LV 连续 5 天，放疗的第 1 周和第 5 周应用；术后化疗为 5-Fu/LV 4 个疗程。分析显示，接受术前放化疗的患者，病理完全消退较术前放疗多，分别是 14％和 5.3％（P＜0.0001）。但增加Ⅱ度腹泻的发生率（34.3％和 17.3％，P＜0.005）。同时该研究还观察到化疗的应用，无论是术前还是术后，对肿瘤的局部控制都起到了关键的作用。在未用术后化疗的术前单纯放疗组，其局部复发率为 17.1％，明显高于其他组；而在应用化疗的其他 3 组中，局部复发率分别为 8.7％、9.6％和7.6％（P＝0.002），提示联合化疗可提高局部控制率。研究各组的生存无差异，但在亚组分析中，观察到 785 例 M_0 根治性切除患者，术前治疗后肿瘤有降期，即 $ypT_{1\sim2}$ 的患者较 $ypT_{3\sim4}$ 有生存提高（P＝0.008），更能从术后辅助化疗中获益。提示术前治疗后，肿瘤退缩的增加可能转化为生存得益，而且可能为术后辅助治疗提供指导。

另一项法国的研究（FFCD 9203）将 733 例随机分为两组，术前放化疗或术前单纯放疗，然后手术。放疗的剂量为 45Gy，同期化疗为5-Fu/LV，术后采用同样的化疗方案 4 个疗程。结果病理完全缓解率放化疗组高，为 11.4％比 3.6％（P＜0.0001）；局部复发率放化疗组低，两组分别是 8.1％和 16.5％（P＜0.05）。放化疗组发生Ⅲ和Ⅳ度急性反应较单纯放疗组多，为 14.6％比 2.7％（P＜0.05）。与 EORTC 研究相似，也未显示有生存率的差异。

④术前放疗的方式：术前放疗的方式主要有两种。一为短程快速大分割放疗，多采用每次 5Gy，25Gy/5 次，放疗结束后 1 周内手术。另一种为常规分割，45～50.4Gy，每次 1.8Gy，在放疗结束后 4～6 周进行手术。因为两者的病例选择不同，因此很难准确地比较这两种方式对局部控制率和生存率的影响。

术前放疗除提高局部控制率外，另一个主要的目标为肿瘤的退缩和降期，从而增加保肛的机会。术前快速短程放疗，手术与放疗间隔时间短,未给肿瘤足够的时间产生退缩。

从放射等效生物剂量(BED)计算,5Gy×5 次的 BED 为 37.5(以肿瘤和早期反应组织 $\alpha/\beta=10$)和 66.7(以晚期反应组织 $\alpha/\beta=3$)。荷兰研究的长期随访,术前短程放疗与单纯手术相比,大便失禁发生为 51%与 35%($P=0.002$),性功能障碍发生为 31%与 21%($P=0.03$)。因此,对短程大分割放疗而言,较高的晚期反应组织 BED 使其有较高的后期并发症发生的可能。

短程大分割放疗的方式可降低局部复发,对临床分期较早、患者年龄较大、期望寿命较短而较少机会出现远期治疗并发症时可考虑。另外,其放疗费用低,时间短,对有经济、交通等问题的患者有一定的方便性。对低位直肠的局部进展期,推荐常规分割放化疗,可有更多的肿瘤降期,提高 R0 切除率,降低局部复发,提高保肛率,更重要的是有提高生存率的潜在可能。

(4)哪些患者需接受辅助治疗:Gunderson 对直肠癌辅助治疗Ⅲ期随机研究的数据重组,分析 TNM 分期对局部控制率、生存率等的影响,按复发概率分为低至高危复发 4 个组,其中中度复发危险的 T_3N_0 或 $T_{1\sim2}N_1$ 患者中,术后放化疗与化疗相比,并未显示有生存率的提高。由此提出对中度复发危险的患者是否需放疗,需综合考虑其他的预后影响和疾病因素来确定,从而避免过度治疗。目前认为除分期因素外,还应考虑原发肿瘤距肛缘的距离、病理分化程度、环周切缘是否足够、有无淋巴管和血管侵犯、受检的淋巴结总数是否达到≥12～14 个、手术医师的熟练程度和经验。复旦大学附属肿瘤医院对直肠癌 T_3N_0 患者回顾性分析,低位者、p21 低表达和 CD44 高表达与局部复发相关。对中度危险患者是否需接受辅助治疗,需进行前瞻性随机临床研究加以明确。

在决定患者的治疗方案时,需按多学科治疗原则,经多学科综合治疗组在治疗前讨论决定,而不是由患者就诊的某一领域的医师所决定。

(5)术前与术后辅助治疗的比较:对可切除直肠癌的辅助治疗,术前还是术后更好,在德国研究发表前是一个争议很久的问题。虽然回顾性的 Meta 分析提示术前放疗的局控较高,但需Ⅲ期随机临床研究证实。共有 4 项随机临床研究设计比较术前和术后辅助治疗临床可切除肿瘤的疗效。2 项为美国的 INTO 147 和 NSABP R03 研究,另 2 项为德国的 CAO/ARO/AIO 94 研究和英国的 MRCCR07 研究。前 3 项研究的放疗方式均为常规分割,放疗同期应用 5-Fu 为基础的化疗。在随机分组治疗前,由手术医师评估需接受的手术类型。英国的研究中术前放疗为短程大分割放疗。遗憾的是,在美国进行的 2 项临床研究均因为入组病例数太慢而提前终止。

即便如此,NSABP R03 研究的一年随访初步报告提示术前治疗的优势,肿瘤降期和保肛率在术前治疗组高于术后治疗组。而且该研究显示,在术前放化疗后,获得病理完全缓解的 15% 患者,在长期随访后未发现有局部复发,提示了术前放化疗后病理完全缓解的治疗优势。

德国 CAO/ARO/AIO 94 研究是确立术前放化疗地位的基石性Ⅲ期随机临床研究,研究比较了术前和术后放化疗间的差异。手术方式均为 TME。放疗的剂量均为常规分割,每次 1.8Cy,50.4Gy/28 次。在术后组,瘤床加量 5.4Gy,采用多野照射技术,均联合 5-Fu 同期化疗。术前治疗后 6 周手术。结果虽未观察到两组有生存差异,然而,局部复发率在术前组(6%)要较术后放化疗(13%)低(P=0.006),而且肿瘤降期、病理完全消退率在术前比术后放化疗组高,分别是 8% 和 0%(P<0.001);淋巴结转移率也降低(Ⅲ期),术前组为 20%,明显低于术后的 40%(P<0.001);行保肛术的病例,术前组为 45/116(39%),比术后组 15/78(19%)明显增多(P=0.004)。急性和长期治疗的严重毒性反应,术前组也明显低于术后组。德国的研究证实了在Ⅱ期和Ⅲ期直肠癌中,术前放化疗优于术后放化疗,因此已成为Ⅱ/Ⅲ期直肠癌的标准辅助治疗方法。需注意的是,研究中临床分期是依据直肠腔内超声,术后组有 18% 术后的病理结果显示分期过高,因此推荐术前分期以腔内超声结合 MRI 为佳。

MRCCR07 研究,一组为术前短程大分割放疗,照射 $5Gy\times5$ 次;另一组为直接手术,术后病理环切缘阳性的患者接受术后放化疗。结果显示,术前放疗组的局部复发率较术后放疗组低 6.2%(4.4% 比10.2%,$P<0.0001$),且 3 年无疾病生存率提高(75.5% 比 71.5%,$P=0.013$),但生存率无差异。同时与早期较高治疗毒性反应的瑞典相比,该研究的术前放疗组的毒性反应较低,与未接受术后放疗的单纯手术患者类似。

目前的治疗指南或规范,对 T_3^+/N^+ 的 Ⅱ/Ⅲ 期直肠癌以术前辅助治疗取代传统的术后放疗。当临床分期为 $T_{1\sim2}$ 直接手术的患者,术后病理为 T_3 或 N^+ 者,应采取术后放化疗。

临床可切除直肠癌的治疗,手术、放疗、化疗综合治疗的优化仍需探索,以求更有效的治疗方式。但是正如 CKVO 95-04 研究证实的,即使是全系膜切除术,辅助治疗仍是直肠癌治疗中的必须部分,术前放疗较术后放疗更有效。多数研究显示,放疗在联合化疗后,局部复发可再降低。常规分割并联合同期化疗的放疗方式,肿瘤的降期增加,并有完全缓解的可能,同时可增加括约肌保留的机会。

2.放疗在早期直肠癌中的应用

对早期直肠癌的治疗手段有多种,但影响治疗结果的关键在于对患者的选择。根治性手术中的手术危险,手术时可能引起的肠、膀胱损伤和性功能的影响,使局部切除或局部保守治疗在部分选择性的病例中成为治疗手段。选择局部保守治疗作为替代根治性手术的依据是,文献报道局部保守治疗失败后,$1/3\sim1/2$ 的病例可经标准的根治性手术挽救。但鉴于局部切除术后较高的局部复发率,因此在采用局部治疗后需密切随访。目前,对局部切除术及其联合的辅助治疗疗效尚无大样本的随机临床研究。

高度选择的 T_1 和 T_2、无淋巴结转移证据的病例,无预后差因素的肿瘤,可以考虑局部治疗。采用的方法主要有两种:一为局部手术切除原发肿瘤,二为腔内高剂量放疗。局部治疗后是否需要结合外照射,以消除盆腔内的亚临床病灶和可能残留的原发肿瘤,单中心或较小样本的研究报道的结果不一,目前无大型随机临床研究的报道。但是,局部治疗不进行淋巴结清扫,而影像学检查包括 CT、MRI 和直肠腔内超声检查有其局限性,无法提供完整的肿瘤 TNM 分期,因此,在采用局部治疗时需严格掌握适应证,尽可能地减少局部区域复发的发生。

总体而言,适合采用局部治疗的病灶为:低位肿瘤,直肠腔内超声或 MRI 证实的 T_1 或 T_2N_0;完全活动,无固定,病灶占位肠腔不超过肠壁的 40%;病理为分化好或中等细胞;活检未发现有淋巴管和血管的浸润;无直肠指检或影像学证据有区域淋巴结转移;肿瘤不超过 3cm。虽然,这些标准并未要求临床应用中必须遵循,但小样本的研究显示,如不完全遵循这些条件选择病例,局部治疗后发生局部复发的危险性相当高。尤其是对 T_2 病灶需慎重,因为隐匿淋巴结转移发生随 T 分期而增加,T_1 淋巴结转移率 <10%,而 T_2 则上升到 20%~30%。需要注意的是,即使联合外照射,局部治疗仍有较高的复发率。

(1)局部切除:局部切除术结合盆腔外照射,选择性病例中的局部控制率为 85%~94%,经挽救性手术后的局部控制率为 87%~97%。而采用单纯局部切除术,未联合盆腔外照射的局部控制率为 48%~73%。提示采用局部切除术后盆腔外照射可提高局部控制率,挽救性手术可提高约 15% 的局部控制率。

两项前瞻性多中心 II 期试验评价采用局部切除术的保守治疗。局部切除术均为肠壁全层切除,除病灶为高或中度分化的 T_1 病灶,切缘在 4mm 以上,无淋巴管、血管浸润的病例外,其他所有病例均接受了术后放疗联合 5-Fu 为基础的化疗。

第一项 II 期试验是由 RTOG 进行的,盆腔外照射的剂量为 45Gy,根据手术后切缘的情况,缩野加量 5~20Gy;化疗为 5-Fu,剂量为每天 1000mg/m² ,静脉连续滴注 4 天,共 2 次。5 年的随访结果显示局部控制率分别为 T_1 96%(26/27)、T_2 86%(21/25)、T_3 77%(10/13)。此研究显示,T_1 有相当高的局部控制率。但此研究结果中对 T_2 和 T_3 肿瘤的局部控制率可能过高,因为分析时剔除了肿瘤为部分切除的病例。

第二项Ⅱ期试验是由 CLGB、RTOG、ECOG 和 SWOG 联合进行的。与 RTOC 试验不同的是,缩野加量的剂量考虑到前项 RTOG 的 10%后期毒性反应,缩野剂量降低为 9Gy,5-Fu 的应用方法为静脉推注。在除外了切缘阳性或 T_3 的病例后,此项研究的初步结果与 RTOG 研究相似。但此项研究的长期随访结果尚未报道。

局部切除术选择病例时,术前正确评估肿瘤的浸润情况非常重要。对术前正确估计肿瘤浸润的检查,推荐行经直肠腔内超声或腔内 MRI,以降低对无局部切除适合证、的患者行局部治疗,而降低其手术彻底性发生的可能。

(2)腔内放疗:腔内放疗可考虑为小病灶全层局部切除术的替代治疗。无预后不良因素的小病灶用低能射线(50kV)接触治疗,每次给予 20~30Gy 的剂量。用于接触治疗的施源器开口仅 3cm。尽管可以采用重叠照射野的方法,但总的可治疗体积仍较小,故仅适用于小病灶。由于治疗的体积小,虽然剂量高,但患者可很好地耐受。单纯腔内治疗后的局部控制率可达 86%~91%,仅适用于非常小且恶性程度低的肿瘤。若病灶条件非如此"理想",如溃疡型肿瘤,其局部控制率为 76%,甚至更低(仅 33%)。此外,未联合盆腔外照射的单纯腔内放疗与单纯局部切除术相比,局部控制率更低。

需注意的是,如果直肠腺癌已侵及肛管,则不宜行腔内放疗。因为 10%~20%接受过腔内放疗的患者可出现短期的浅表溃疡,愈合需要数月。这种溃疡如发生在直肠,常无症状或仅有轻度症状;如发生在肛管,会非常疼痛。因此,对病灶已侵及肛管,保守治疗的选择可考虑局部切除术结合外照射,低剂量的腔内放疗可用于肿瘤加量。

直肠癌的保守治疗,无论是局部切除术还是腔内放疗,在早期选择性病例中可作为一种治疗选择,可获得较高(90%)的局部控制率。但报道均为小样本研究,因此临床实际应用时需慎重。在局部保守治疗时,联合盆腔外照射的应用可提高局部控制率。需要认识到在选择预后较好的情况下仍有 12%~44%的复发危险。T_3 或大病灶 T_2 被认为不适合局部保守治疗,但如患者有内科疾患,接受根治性手术风险大时,可考虑先接受外照射,使肿瘤缩小后再接受局部治疗。局部治疗中需考虑平衡低并发症与保肛的益处和较高复发危险,所有接受治疗的患者都需要术后密切随访。

3.复发性直肠癌的放疗

复发性直肠癌的预后较差,复发的主要症状有疼痛、便血、盆腔感染和梗阻等。影响复发性直肠癌的局部控制率和生存的因素,不同的研究者有不同的结果,而且研究的较少。

在复发性直肠癌的治疗中,可再次手术的患者肿瘤控制较好,但再次手术后的切缘对肿瘤控制的影响意义尚无明确结论。MGH 报道 40 例复发患者,5 年的局部控制率为 35%。但切缘阴性和阳性的局部控制率及生存率不同,分别为 56% 比 13% 和 40% 比 12%。MSKCC 的 74 例复发性直肠癌治疗结果相似,5 年的局部控制率为 39%,切缘阴性和阳性分别为 43% 和 26%。5 年总生存率是 23%,切缘阴性和阳性分别为 36% 和 11%。提示切缘阳性可降低疗效。但也有学者认为在复发性直肠癌的治疗中局部控制率和生存率与切缘状态无关,而与是否接受放疗相关。Mayo 报道接受放疗和无放疗患者的 5 年局部控制率分别为 63% 和 34%,生存率分别为 20% 和 12%,显示接受放疗的患者有较高的局部控制率和生存率,而与切缘状态无相关。因此,切缘阳性的患者是否能从积极的治疗方式中获益尚不清楚。

因此对复发直肠癌的放疗,除症状控制外,要争取为再次手术提供机会,使通过放疗后肿瘤达到可切除,因此提高生存率。

二、放疗技术

放疗外照射采用高能射线,多野照射,剂量由治疗计划系统计算优化,使照射的靶体积受到所需的高剂量,且保护周围正常组织。

虽然有放疗的规范化原则,准确的设野仍需根据具体的临床情况。直肠癌治疗的局部区域性失败,主要是由原发灶及转移的淋巴结残留病灶所致。直肠的淋巴区主要为直肠周围、髂内和骶前淋巴区,引流至髂外的情况仅在肛管受侵时发生,或肿瘤侵犯盆腔其他器官时。因此,髂外淋巴引流区不作常规放疗,仅在上述肿瘤情况下才考虑照射。

局部复发主要发生在盆腔。在常规放疗中,放射野的上界设为骶峰上缘,通常直肠癌的盆腔软组织浸润较少超过此水平。设野的下界较上界稍复杂。大部分的教科书的下界设置是依据骨性标志,但骨性标志如坐骨结节与肛门括约肌、肛门边缘或齿状线等结构并无明确的对应关系,因此需要综合考虑手术及术前肿瘤的位置情况来决定。一般建议原则上放射野下界在术前病灶下缘下 3~5cm,但在肿瘤得到充分治疗而肛门括约肌照射体积又减少等因素之间需平衡。由于肿瘤可能对盆壁浸润,因此前、后野的侧界包括骨盆外 1.5~2cm。对于侧野,上下界与前后野相同。后界需包括所有的骶前软组织,考虑到患者的移动和剂量变化,通常为从骶骨前缘向后 1.5~2cm。前界需考虑到直肠充盈状态有差异,结合原发肿瘤的位置,给予足够的边界。

目前运用 CT 模拟,三维适形技术可以更好地照射肿瘤,保护正常组织,是目前推荐应用的技术。勾画 CTV 时,考虑可能产生复发的原发灶和淋巴引流区域,主要为肿瘤或原肿瘤床、直肠系膜区、坐骨下窝、骶前区及闭孔淋巴引流区、髂内淋巴引流区。在有盆腔其他脏器如膀胱、前列腺、阴道、子宫等受侵犯时需包括髂外引流区。PTV 应考虑包括摆位和器官移动的误差,常给予 CTV 外约 1cm 边界。但需结合治疗单位的实际数据。

直肠癌的放疗不同于头颈部肿瘤,器官的移动、不同的充盈状态等问题使 IMRT 计划的实施受到限制,目前 IMRT 在直肠癌治疗中的应用尚未得到确立。RTOG 正在进行的研究 0826,目的是评估 IMRT 在直肠癌治疗中的作用。盆腔上部分的靶区形态接近 U 形(避免进入盆腔的小肠照射),此种形态的靶区,常规或三维适形的剂量分布无法得到,故 IMRT 可提供更佳的剂量分布。在有肿瘤存在时,如术前放疗、复发灶放疗或针对术后高度复发危险区缩野加量放疗时,同期加量调强放疗可得到较理想的剂量分布。

第七节 大肠癌靶向治疗

一、大肠癌的分子生物学特点

大肠最基本的组织结构是腺体(隐窝),其是由柱状细胞和黏液细胞构成的,厚度 40~60 个细胞。正常情况下,增殖区位于隐窝的底层,细胞可向上层迁移,然后突出于黏膜的表面,整个过程需要 4~6 天。在大肠癌变的早期阶段,结肠上皮细胞在从隐窝底部向表面运动过程中不能够抑制 DNA 的合成,细胞增殖能力增加,导致增殖区扩大,整个腺体中分布着 S 期的细胞。当细胞复制和分化失常时,大肠癌变过程也将开始,随即出现一些形态学上的改变(异常隐窝病灶、小腺瘤、大腺瘤乃至癌)。

大肠癌的发生是一个涉及多种基因改变和多阶段致癌的复杂过程,即由正常上皮转化为上皮过度增生,腺瘤的形成,并演进至癌及癌的浸润与转移,先后发生了腺瘤性结肠息肉(APC)基因、结直肠癌突变基因(MCC)突变,错配修复基因失活,K-ras 基因的改变,DCC 基因的缺失,p53 的突变与缺失,以及 nm23 的改变。由这一模式,我们可以了解到大肠癌的分子遗传学的几个特点:大肠肿瘤发生和进展的分子遗传学机制主要为癌基因的激活、错配修复基因的突变以及抑癌基因的失活与缺失,且以后者占主导地位;在良性肿瘤向恶性肿瘤的转变过程中,突变和(或)缺失的基因数目逐步增多,恶性肿瘤至少有 4~5 个基因发生改变;虽然基因改变是按某种优先顺序发生的,但更重要的是这些基因改变的积累和协同作用。因而,正是由于诸多种分子遗传学的改变交织在一起,相互作用,相互制约,才构成了促进大肠肿瘤发生发展的网络体系。

目前发现的遗传学改变主要包括抑癌基因的失活、癌基因的活化(由于突变、过表达、扩增或其他机制所致)、参与 DNA 错配修复的基因

（错配修复基因）的功能失活或突变以及异常的 DNA 甲基化等，另外还可能有一些未知的原因。人们最初认为，遗传学改变的累积效果与肿瘤形成的关系比它们有序性的变化更为密切，随着研究的逐步深入，发现异常病变的出现不是偶然的，在进展过程中存在一些速率限制性的步骤，这说明基因改变的顺序对大肠癌的发生也同样重要，甚至与其更相关，这可能是不同的肿瘤具有不同的致病因素的原因。

大多数大肠癌是散发性的。许多细胞遗传学研究发现，染色体 5q、17p 和 18q 在散发性大肠癌中常发生数量和结构的改变，而其他染色体较少发生改变。通过对染色体结构形态学上的观察能够为我们定位大肠癌变过程中的基因提供有价值的信息。

利用已经取得的成果，Vogelstein 和其同事们进行了一项具有历史意义的研究，他们分析了从腺瘤到癌的演变过程中各个时期病变的大肠癌标本 172 例，观察 ras 基因突变和 5q、17q 和 18q 染色体等位基因缺失情况。结果发现，基因变化的数量随着组织学病变程度的增加逐渐增加，并提出了由腺瘤到癌进展过程中的基因变化模型，这其中包括 K-ras 癌基因的突变和一些抑癌基因发生等位基因的丢失而失活。随后的研究证实了最初的实验结果，发现了一些在大肠癌变过程中起关键作用的基因，如定位在染色体 5q 的 APC 和 MCC 基因，定位于染色体 17p 的 p53 基因以及定位于染色体 18q 的 DCC 基因。其他的一些遗传学改变（如 FHIT 基因失活、SR 基因突变、PPP2R1B 基因改变、1q 染色体缺失等）在大肠癌变过程中的作用目前还不是很清楚。

在微等位基因型的研究中，为了决定肿瘤进展过程中主要的遗传学改变的顺序和时相性，Boland 等分析了大量的大肠癌标本，发现染色体 5q 的 LOH 在小的腺瘤样息肉中就可以出现，认为 APC 基因的遗传学改变可能是散发性大肠癌发生的起始事件，而染色体 17p 的 LOH 多在轻度不典型增生到重度不典型增生的进展过程中出现，提示 p53 基因在从增生性腺瘤到浸润性癌转化过程中起着速率限制性作用。

散发性大肠癌癌变过程所出现的主要分子事件如下。癌变过程最有可能的起始事件是 APC 基因由于丢失或突变所致的体细胞性失活，引起黏膜细胞的增殖、黏附和迁徙等行为发生异常，进而诱发隐窝异常和息肉形成。Kinzler 和 Vogelstein 认为 APC 基因是上皮细胞复制的"门卫"（gatekeeper），因为功能正常的 APC 可使肠上皮细胞更新时保持恒定的细胞数，其失活后可促使细胞开始增殖。APC 蛋白通过与 β-链接素（β-catenin）和 E-钙黏素（E-cadherin）相互作用调节细胞与细胞之间的黏附，通过与微管蛋白的相互作用影响细胞的迁移。因此，APC 基因发生失活性突变后可导致正常细胞的黏附、迁移功能和转录复制信号受损。

小腺瘤到大的增生性腺瘤的转变过程是多种基因变化累积的结果，人们对这一过程只了解了一部分。目前发现，在 40%～50% 的腺瘤和癌中存在 K-ras 基因的突变。DCC 基因的缺失或突变颇引起人们的关注，因为 DCC 基因编码的蛋白质在序列上与神经细胞黏附分子相似，因此该基因可能在调节细胞与环境之间的相互作用中发挥一定的作用。DPC4 基因在大肠癌中发生缺失也比较常见，但是很少发生错义突变，该基因也参与胰腺癌变过程。另外，DNA 的甲基化最近常有报道发生在大肠的癌变过程中。DNA 高甲基化后可抑制抑癌基因和错配修复基因的转录，这也是结肠癌发展过程中一些基因失活的一个原因。

在增生性腺瘤进展为浸润性癌这一最终环节中，现有的证据表明，p53 抑癌基因发挥着关键性的作用，p53 基因在大多数大肠癌中发生了突变。p53 基因具有多种重要的功能，其编码一种磷酸化的蛋白质，可以与特异性的 DNA 序列结合，从而活化下游的靶基因。在一些基因中存在着 p53 反应元件，如 p51、GADD45 和 MDM-2 等，还有许多蛋白质在体外可以与 p53 相互作用。野生型 p53 可以在细胞周期的各个时相发挥调节作用，保证 DNA 修复系统的正常工作，其由于突变或与特异性的病毒或细胞内的癌蛋白结合导致功能丧失后，将与人体肿瘤的发生有着密切的关系。

二、大肠癌分子靶向治疗

(一)针对肿瘤区域新生血管的靶向治疗

恶性肿瘤的生长和转移与肿瘤区域的血管密切相关,肿瘤区域的新生毛细血管是肿瘤赖以生长和生存的物质基础,肿瘤需要新生血管为其迅速生长的细胞提供营养和排除代谢废物。抑制肿瘤的血管生长对肿瘤的治疗作用极其明显。肿瘤需要血液供应才能够快速生长和转移。当肿瘤生长到2cm时(约2亿个肿瘤细胞),就开始分泌VEGR,促进肿瘤区的毛细血管生长。肿瘤由白色转变为红色,加快生长并且发生转移。随之以后这种以肿瘤血管为靶向的治疗策略逐步发展为当今肿瘤研究领域的主攻方向之一。单克隆抗体技术、小分子化合物和基因疗法等方面都进行过大量的研究。抗血管内皮单抗类药物和其他靶向药物比较具有一些独特之处。①它的靶向细胞是正常的血管内皮细胞而不是肿瘤细胞,因此不存在由于肿瘤细胞突变引起的抗药性问题;②传统化疗药物是细胞周期依赖的,当细胞生长快的时候,药物的作用也较强,反之作用较弱,而这类药物对生长较为缓慢的肿瘤作用并不减弱。但是癌细胞的另一个特点是能够在低氧的条件下利用糖酵解供能,继续生长。因此这类药物可能对处在实质瘤中心部位的细胞不能杀灭,因此以后可能复发。

血管生成是一个多步骤的复杂过程,需要大量细胞因子参与调控,其中VEGF是其核心作用的血管形成正向调节因子,因此,抗VEGF的治疗是抗肿瘤血管生成治疗的焦点,包括抗VEGF单克隆抗体、VEGF偶联毒素、可溶性VEGF受体、干扰VEGF的多肽和抑制VEGF受体信号转导的药物。目前进入临床研究的单抗包括SU5416、ZD6474、IMC-C225及贝伐单抗,而贝伐单抗成为第一个由FDA批准用于肿瘤治疗的单抗,它是一个人源化单抗,含有93%人骨架及7%鼠源结合区域,人源化有利于延长半衰期及减少免疫原性,抗体的分子质量大约为149000Da,此抗体对VEGF的识别和结合有高度特异性,不识别其他类型的生长因子,临床前研究显示贝伐单抗能够抑制结直肠、前列腺、乳腺及肾脏来源恶性肿瘤的生长,约 50％大肠癌呈 VEGF 表达,而正常结肠黏膜或腺瘤中几乎无表达。贝伐单抗与 VEGF 结合,阻止和减弱 VEGF 与血管内皮细胞受体(Flt-1 和 KDR)结合,从而抑制内皮细胞增生和新生血管形成,使之无法在体内播散,令化疗药物能够在肿瘤区域发挥有效作用,起到抗肿瘤作用。临床研究表明贝伐单抗联合化疗能够显著提高晚期结直肠癌患者细胞毒性化疗的有效率及延长生存。大量的临床研究证明,贝伐单抗单药治疗转移性结直肠癌无明显疗效,而联合化疗药物对于晚期转移性结直肠癌的生存期有明显的改善作用。

　　Ⅰ期临床试验显示该药物耐受性良好,其主要不良反应是高血压,但可以用药物控制,另外约 1.5％的患者发生肠穿孔。Kabbinavar 于 1998 年开展了一项Ⅱ期试验,贝伐单抗联合 5-Fu/LV 治疗晚期大肠癌,并与单独应用 5-Fu/LV 进行对照。结果表明,在有效率、疾病进展时间和生存期方面,含贝伐单抗组均优于不含贝伐单抗的对照组。贝伐单抗相关严重不良反应主要是血栓,在经过抗凝治疗后,能继续使用。贝伐单抗联合 IFL 一线治疗晚期大肠癌的一项大样本Ⅱ期临床研究也取得了令人鼓舞的成效,该研究纳入 813 例晚期大肠癌患者,随机分配进入两个治疗组,分别为 IFL＋安慰剂(411 例)和 IFL＋贝伐单抗(402 例),贝伐单抗的用法为 5mg/kg,每 2 周重复,试验组有效率为44.8％,对照组为 34.8％,疾病无进展生存分别为 10.6 个月和 6.2 个月,生存期为 20.3 个月和 15.6 个月,不论患者年龄、一般状况及肿瘤转移的部位与数量,均可从贝伐单抗中获益。值得注意的是,各项差距都具有明显的统计学意义,这个试验阐明了在传统化疗的基础上,加用分子靶向药物可以延长患者的生存时间,说明了针对血管新生治疗可使晚期大肠癌患者从中获得生存受益。正是由于这一研究,FDA 于 2004年批准贝伐单抗上市,随后的几项临床试验进一步奠定该药在一线转移性结直肠癌治疗中的地位。2007 年 ASCO 公布一项 BICC-C 实验,纳入 430 例初治转移性结肠癌患者,旨在比较贝伐单抗联合 FOLFIRI 和 mIFL 的疗效,结果显示前者 1 年生存率 87%,mPFS 11.2 个月,与后一实验组 8.3 个月无差异,而两组的总生存时间则有统计学差异,分别为 28 个月和 19.2 个月。因接受贝伐单抗＋FOLFIRI 共 57 例患者,样本数较小,数据可靠性受限,一项 IV 期的研究(AVIRI 实验)进一步证实贝伐单抗联合 FOLFIRI 一线治疗转移性结直肠癌的地位,该研究在世界 31 个中心共纳入 209 例患者,总有效率 44%,6 个月 PFS 达 82%,再次证实联合化疗的有效性及安全性。2008 年 Sslts 开展的 III 期 N16966 实验进一步证实贝伐单抗联合 FOLFOX4 和 XELOX 一线治疗转移性结直肠癌 PFS 明显优于安慰剂组,但 OS 组间无明显差异。2008 年 ASCO 公布了 BEAT 实验证实贝伐单抗联合 FOLFOX 或 FOLFIRI 总生存期无统计学差异(25.9 个月对 23.7 个月)。2009 年 Tebbutt 证实贝伐单抗联合单药希罗达 PFS 优于希罗达组。一线治疗失败的转移性结直肠癌患者,二线治疗也强烈推荐联合贝伐单抗,支持证据来自于 ECOG 3200 的 III 期临床试验,在一线 IFL 失败的患者随机给予 FOLFOX4 和 FOLFOX4 联合贝伐单抗,结果显示有效率 9.2% 对 21.8%,mPFS 4.8 个月对 7.2 个月,平均 OS 10.8 个月对 12.9 个月。随后的 BRiTE 实验纳入 1953 例患者接受一线贝伐单抗联合化疗,在 1192 例进展患者中个体化给予化疗或贝伐单抗联合化疗,结果证实联合组总 OS 显著提高,但因该项研究缺乏随机性,两组患者间一般状况无可比性,结果引起注意,后续的 SWOGS0600/iBET 实验将进一步研究该药在二线治疗中的地位。贝伐单抗在转移性结直肠癌三线治疗中无效,一项 II 期的包含 350 例含奥沙利铂及伊立替康失败的患者给予贝伐单抗联合 5-Fu/LV,mPFS 及 OS 均无明显提高。贝伐单抗与其他单克隆抗体之间的联合理论上疗效增加,但 BOND-2 实验及 PACCE、CAIRO II 实验分别比较化疗联合贝伐单抗及西妥昔单抗、帕尼单抗一线治疗转移性结直肠癌,结果 2 种单抗联合组并未延长 OS,反而缩短 PFS,因此不推荐贝伐单抗与其他抗体的联合。贝伐单抗在 II 期或 III 期患者术后辅助化疗中的地位也在进一步研究之中，Ⅲ期 NSABPC-08 实验比较Ⅱ-Ⅲ期结直肠癌术后患者随机分为辅助 FOLFOX6 和 FOLFOX6 联合贝伐单抗组，随访 3 年 DFS 无统计学差异（75.5% vs 77.4%），尽管贝伐单抗组 1 年 DFS 显著升高。AVANTB017920 研究结果将在 2011 年公布。在年龄＞70 岁的老年患者中，除高血压的发生率明显升高外，应用贝伐单抗联合化疗的安全性及有效率与年龄小于 65 岁患者相当，在 PS 评分 1 或 2 分的患者中，应用贝伐单抗也能使患者获益。

其他一些作用于 VEGFR 的小分子化合物类药物，如 SU5416、SU11248、PKI787 和 ZK222584 也正在研究中。SU5416 是作用于 VEGFR 的酪氨酸激酶系统，研究显示 SU5416 能抑制肿瘤转移、微血管形成和细胞增殖。临床Ⅰ-Ⅱ期研究对于 SU5416 在结直肠癌治疗中显示较好的应用前景，但是一个 SU5416 联合 IFL 的化疗方案和 IFL 方案比较的Ⅲ期临床研究显示未见显著性差异。SU11248 在Ⅰ期临床试验中显示了较好的应用前景，由于其对肿瘤血管信号转导 PTK 系统的多条通路均有阻断作用，在Ⅱ期临床试验中也显示了较好的治疗效果。

（二）针对肿瘤细胞的靶向治疗

EGFR 和肿瘤增殖、血管生成、转移和抗凋亡有关。EGFR 作为酪氨酸激酶受体，与外来配体结合后，自动磷酸化，形成二聚体，激活下游信号转导机制，最终导致 PI3K 和 MAPK 通路活化，产生生物学效应。据报道，在大肠癌中有 60%～75% 大肠癌表达 EGFR，1q 与不良预后有关。因此针对 EGFR 靶向治疗，可以阻断信号转导通路的活化，从而达到治疗目的。目前以 EGFR 为靶点的临床试验药物多是竞争性抑制 EGF 及其配体所诱导 PTK 系统的活化，抑制大肠癌细胞的增殖和转移。靶向抑制 EGFR 的单抗是大肠癌临床试验中最有治疗前景的药物之一。这个方面的治疗策略包括针对 EGFR 的胞外单抗和阻断胞内 TKI，前者有西妥昔单抗（IMC-C225、cetuximab、Erbitux）、ABX-EGF，后者包括吉非替尼。其中,最受重视的是西妥昔单抗。

西妥昔单抗为一种新的分子靶向治疗药物,是 EGFR 的人/鼠嵌合的单克隆抗体,分子靶点为 EGFR。EGFR 在多种表皮组织中表达,包括皮肤、毛囊等,而过度表达发生在多种人类肿瘤细胞中,其中包括结直肠癌。2004 年 2 月 12 日美国 FDA 批准其联合 CPT-11 作为二线方案治疗转移性结直肠癌患者,是 FDA 批准的第一个用于治疗晚期大肠癌患者的单抗药物。西妥昔单抗可以抑制表达 EGFR 的人类肿瘤细胞的增殖并诱导其凋亡,从而达到抗肿瘤的作用。西妥昔单抗抗肿瘤作用的机理主要表现在以下几个方面:①通过抑制配体与 EGFR 的结合,抑制生长因子激活细胞有丝分裂信号的下传,抑制肿瘤细胞增殖;②上调细胞周期抑制蛋白 p27 的表达,抑制细胞进入 DNA 合成期;③上调促凋亡基因 Bax 的表达,抑制抗凋亡基因 Bcl-2 的表达并促进其失活,诱导癌细胞发生程序化死亡;④抑制促血管形成因子如 VEGF、bFGF 和 IL-8 等的产生,减少新生毛细血管的数量,抑制肿瘤血管的形成;⑤抑制 MMP(肿瘤细胞黏附的关键酶)的表达和活性,从而减少肿瘤细胞的转移和浸润。临床前资料表明结肠癌异体移植物中西妥昔单抗有抗肿瘤作用,而且阻断促血管生成因子的产生,包括 VEGF、IL-8 和 bFGF,还可诱导 EGFR 发生内在化与降解。一项 Ⅱ 期试验评价西妥昔单抗＋FOL-FIRI 方案(伊立替康＋5-Fu/LV)一线治疗 EGFR 阳性转移性结直肠癌,18 例患者评价疗效。12 例 PR,西妥昔单抗联合 FOL-FIRI 方案是安全有效的。一项 121 例对 5-Fu 和伊立替康耐药的结直肠癌二线治疗的 Ⅱ 期试验,伊立替康剂量不变,加用西妥昔单抗,PR17％,SD31％。伊立替康耐药的 105 例中,单药 PR11％,大多数患者免疫组化 EGFR 阳性。免疫组化 EGFR 表达强度与疗效之间并无差异。在一个较大的随机 Ⅱ 期试验中,329 例伊立替康耐药的转移性结直肠癌患者随机以 2:1 的比例分别给予西妥昔单抗＋伊立替康和单用西妥昔单抗。联合用药组和单用西妥昔单抗比较,PR 率明显提高(22.9％vs10.8％,P＝0.0074)。联合用药组的疾病控制率(CR＋PR＋

SD)显著优于单用西妥昔单抗组(55%vs32.4%,P=0.0001)。TTP分别为4.1个月和1.5个月(P<0.0001)。临床研究也发现西妥昔单抗可增强顺铂、紫杉醇、阿霉素、伊利替康及紫杉类抗肿瘤药物的抗肿瘤作用,并可恢复耐药细胞对抗肿瘤药物的敏感性,同时可增强肿瘤的放疗作用。VanCutsem等进行的随机Ⅲ期临床试验中CRYSTAL比较了C225与标准化疗方案FOLFIRI方案(伊立替康+氟尿嘧啶+亚叶酸钙)联合与单纯用FOLFIRI一线治疗EGFR表达阳性的晚期大肠癌的疗效。患者按1:1被随机分为A、B两组。A组接受C225联合每2周1次FOLFIRI方案;B组仅接受FOLFIRI方案治疗。结果显示,1217例患者被随机分组,608例被分入A组,另外609例被分入B组。A组与B组相比,中位无疾病进展时间显著延长(8.9个月比8个月);A组的疾病控制率显著增加(46.9%比38.7%)。两组治疗均可被很好地耐受,主要的3~4级不良反应包括:中性粒细胞减少症(A组26.7%,B组23.3%)、腹泻(A组15.2%,B组10.5%)、皮肤反应(A组18.7%,B组0.2%)。C225与FOLFIRI联合使用可显著增加患者有效率,显著延长接受一线治疗mCRC患者的无疾病进展时间,降低疾病进展相对危险约15%。因此,在细胞毒药物耐药的患者中,联合靶向治疗药物,能够逆转药物耐受,这点和靶向治疗的生物学原理相关,靶向药物不仅阻断生长信号,对其他生物学过程亦有影响,如促进细胞对化疗药物产生凋亡,因此这些影响可能改变肿瘤细胞对药物的敏感性。西妥昔单抗的主要不良反应是痤疮样皮疹和虚弱、无力等表现,少数可能出现过敏和输液反应,加化疗药物后不良反应可能加重,因此在使用前必须准备好抢救药品。Lievre等对89例转移性结肠癌患者的K-ras突变情况进行分析,发现K-ras突变率为27%,K-ras基因突变与西妥昔单抗的耐药相关,K-Ras突变者生存率较低。113例伊立替康治疗无效的转移性结肠癌患者接受西妥昔单抗治疗,并检测K-ras基因突变情况,结果显示:K-ras基因突变率为40.7%(46例),K-ras基因的状态对西妥昔单抗治疗效果有影响,在K-ras基因野生型患者中,西妥昔单抗和

伊立替康联合治疗具有明显效果,并且对早期的放射治疗有反应。540例转移性大肠癌患者接受 FOLFIRI 联合西妥昔单抗治疗,并与 FOLFIRI 单独治疗进行对照比较,结果表明,K-ras 基因突变率为 35.6%,K-ras 野生型患者中,FOLFIRI 联合西妥昔单抗治疗客观有效率显著优于 FOLFIRI 单独治疗(P=0.0025),K-ras 野生型患者能够从西妥昔单抗联合 FOLFIRI 的一线化疗方案中获益,而 K-ras 突变型患者不能获益。2006 年 NCCN 指南第 2 版推荐西妥昔联合伊立替康用于晚期大肠癌的二线、三线、四线治疗。

EMD72000 是一种人化的 IgG 1 型抗体,对 EGFR 具有高度的亲和力和特异性,临床前研究显示在几种人类肿瘤的移植瘤动物模型中,EMD72000 能够抑制肿瘤的生长,这些肿瘤包括胃癌、胰腺癌和肺癌。在治疗包括结直肠癌在内的 EGFR 阳性的实体瘤的 I 期临床试验研究显示:显效率达 23%,稳定率达 27%,患者容易耐受,进一步的治疗研究尚在进行之中。

(三)针对信号转导的靶向治疗

吉非替尼(易瑞沙)是苯胺奎那唑啉化合物,一个强有力的 EGFR-TKI,是与 ATP 竞争性结合于细胞内 EGFR 酪氨酸激酶域,阻止受体磷酸化,抑制 EGFR 激活的多条信号通路。对癌细胞的增殖、生长、存活的信号转导通路起阻断的作用。有 4 项研究用吉非替尼治疗共 39 例结直肠癌,12 例患者临床获益 3~9 个月。吉非替尼与多种化疗药物如 5-Fu、伊立替康、奥沙利铂、卡培他滨以及其他抗肿瘤药物,如 COX-2 抑制剂塞来考昔的联合治疗也显示出令人鼓舞的结果。Fisher 等报道了一项吉非替尼联合 FOLFOX4 治疗转移性结直肠癌 II 期临床试验,56 例患者根据既往是否经过治疗分为两组,在未经治疗组中,PR 达 78%(21/27),在经过既往治疗组中,PR 达 36%(8/22)。吉非替尼的主要的毒性是粒细胞减少(53%)、腹泻(49%)、恶心(28%)和呕吐(21%)。在吉非替尼联合 5-Fu/LV 作为一线药物治疗转移性结直肠癌的 I 期临床试验中,26 例患者中 1 例 CR,5 例 PR,12 例 SD。最近的临床研究发现吉非替尼并未改善已耐受氟尿嘧啶的转移性结肠癌患者对氟尿嘧啶的敏感性,与卡培他滨合用治疗进展期结肠癌时,患者虽可耐受毒性反应,但却没有观察到客观的疗效。这些结果提示肿瘤细胞和(或)组织能够抗拒吉非替尼介导的生长抑制作用。与吉非替尼相似的还包括埃罗替尼,同属于喹唑啉家族复合物,能抑制酪氨酸激酶活性。一项 I 期临床试验观察了埃罗替尼在 40 例实体瘤患者中的疗效,发现有 1 例直肠癌患者的肝转移灶缩小达到了 30%,并维持了 11 个月。一项 II 期临床试验中,单用埃罗替尼 150mg/d 口服治疗 38 例转移性结直肠癌,39% 的患者达 SD,并且 SD 的患者疾病中位进展时间达116 天。另外的埃罗替尼联合卡培他滨、奥沙利铂治疗前期化疗失败的晚期结直肠癌,PR 达 20%,SD 达 64%。

吉非替尼作用的靶点是肿瘤细胞膜上异常表达的 EGFR,它通过抑制受体酪氨酸激酶的活性,阻断 EGFR 介导的细胞内信号通路。由此推断,EGFR 下游信号通路的活性应该伴随着 EGFR 活性的阻滞而受到抑制,不同恶性肿瘤中靶向阻断 ras/Raf 信号通路中突变激活蛋白可抑制肿瘤细胞大量增殖。作为细胞信号转导中 GDP/GTP 的调节开关,激活的 ras 蛋白使 rasGDP 复合物增加,引起 Raf-1 激酶被激活。激活 Raf-1、MAPKK、MEK1 和 MEK2,后者反过来激活 erkl 和 erk2,导致大量转录因子激活。50% 的大肠癌及息肉组织存在 K-ras 基因持续激活。过表达 K-ras 蛋白不但促进细胞增殖,而且上调蛋白水解酶的产生,促使血管生成,从而促进大肠癌侵袭和转移。FTIR115777(tipifarnib)和 SCH66336(lonafarnib)可特异性干扰 ras 蛋白的法尼基化修饰,体外实验表明可使 ras 基因激活的大肠癌细胞生长受到抑制,且对正常细胞无明显毒性。然而,两者 I 期临床试验单药治疗的结果并不令人满意(9%SD 或 MR),R115777 在大规模 III 期临床试验中对转移性大肠癌患者的单药疗效与安慰剂并无显著差异(OS 均为 6 个月左右)。R115777 与 5-Fu/Lv、CPT-11、卡培他滨联合治疗大肠癌的 I 期临床试验还在进行之中,FTI 对化疗药物是否有增效作用还值得进一步期待。

最近发现 BAY439006 不仅是 Raf 激酶的抑制剂,还可抑制 VEGFR-2、Flt-3、c-kit 激酶活性。体外实验证明 BAY439006 可抑制大肠癌细胞的增殖和 BRAF 激活突变细胞中 erk 的磷酸化。BAY43 9006 单药治疗大肠癌在Ⅰ期临床试验中表现出一定的疗效(21%SD,2%MR),其与奥沙利铂联合治疗的疗效还在观察之中。靶向阻断细胞周期调控蛋白可抑制肿瘤细胞大量增殖。cyclin、CDK、pRb、E2F 转录因子家族分子等均不同程度参与调控细胞周期;促使细胞越过 G1 期的 cyclinD1 蛋白,在 1/3 的大肠癌患者中的表达明显上调。由于 CDK2 表达上调同时 p21 和 p27 表达下调,使大肠癌组织中 cyclinE 和 CDK2 复合物的激酶活性显著增加。cyclinBl 和 CDK1 复合物作为细胞有丝分裂的关键起始因子,在 57%~88% 的大肠癌组织中过度表达。Flavopiridol 是细胞中 CDK1、CDK2、CDK4 的抑制剂,可使细胞周期停滞在 G 期和 G_2 期。Flavopiridol Ⅰ期临床试验单药治疗的结果对大肠癌患者并无疗效,但其与 5-Fu/LV、CAPT-11 联合治疗化疗失败患者的结果(4%~9%PR)却让人重拾信心。UCN01 不仅可以直接阻断 CDK1、CDK2 活性,还可间接上调 p21 和 p27 的表达水平,引发大肠癌细胞细胞周期停滞,但 UCN01 Ⅰ期临床试验单药治疗的疗效却让人失望。其他针对大肠癌细胞周期调控蛋白的小分子抑制剂目前还处在临床前阶段。

(四)其他分子靶向治疗

1.帕尼单抗

帕尼单抗是一种完全人源化的单克隆抗体,与 EGFR 有高度亲和力,能阻滞 EGF 和 TGF-α 与 EGFR 的结合,抑制 EGFR 磷酸化下调细胞表面受体的表达,抑制肿瘤细胞的增殖。在Ⅲ期研究的基础上,将帕尼单抗联合 BSC 和单纯 BSC 作比较,帕尼单抗在 2006 年被批准行单一疗法应用于有 EGFR 表达的转移性结直肠癌患者经 5-Fu、奥沙利铂、伊立替康方案治疗失败后的患者。在Ⅲ期研究中,231 例患者随机分配接受帕尼单抗治疗,232 例患者随机分配接受 BSC 中位随访时间 35 周,两组总生存期相当,但帕尼单抗组疾病进展率更低 46%

（$P<0.0001$），帕尼单抗组中位 PFS8 周（95% CI:7.9～8.4 周），BSC 组 7.3 周（95% CI:7.1～7.7 周）。帕尼单抗组毒性易控制，皮肤毒性最多见，约 90% 患者出现。

一项关于具有 KRAS 突变的 427 例患者的回顾分析指出，野生型 KRAS 与帕尼单抗疗效相关。43% 患者可检出 KRAS 突变（$n=184$）。帕尼单抗对野生型 KRAS 患者中位生存期较突变型 KRAS 患者明显延长（12.3 周 vs7.4 周，$P<0.0001$）。研究者得出结论，KRAS 患者应该决定何时考虑型帕尼单抗单一疗法。另两项大型的Ⅲ期研究显示，对于已经多次应用 5-Fu、奥沙利铂、伊立替康方案治疗失败后的患者，单独应用西妥昔单抗或帕尼单抗治疗的效果与 BSC 相比有一定优势，两药获得的有效率分别为 8%、10%，而 PFS 有明显改善，其 HR 分别为 0.64（95% CI:0.57～0.8）和 0.54（95% CI:0.44～0.66），总生存期在西妥昔单抗组可见到优势，而帕尼单抗组没有看到总生存期的改善。

2.瓦他拉尼

瓦他拉尼（PTK787/ZK 222584，PTK/ZK）是一种口服血管生成抑制剂，能抑制 VEGF 酪氨酸激酶受体，不仅同贝伐单抗一样抑制 VEG-FR-1 和 VEGFR-2，而且能抑制 VEGFR-3。一项Ⅰ/Ⅱ研究中已显示，PTK/ZK 联合 FOLFIRI 方案一线治疗转移性结直肠癌安全有效。PTK/ZK 联合 FOLFIRI 的毒性没有明显增加。17 例可评价疗效的患者中位 PFS7.1 月，19 例受试者中位 OS24.3 个月。瓦他拉尼与化疗联合治疗转移性结直肠癌的临床研究获得了较好的有效性及安全性，两项大型Ⅲ期临床试验正在开展。CONFIRM-1 评价 FOLFOX4 联合瓦他拉尼对比 FOLFOX4＋安慰剂一线治疗转移性结直肠癌的疗效。初步分析结果显示，瓦他拉尼可改善无 TTP，但差异统计学意义。瓦他拉尼的不良反应与其他 VEGF 抑制剂相似，但与安慰剂比较并没有增加出血及肠穿孔 FOLFOX4。CONFIRM-2 研究瓦他拉尼联合 FOLFOX4 对比 FOLFOX4＋安慰剂二线治疗转移性结直肠癌患者的疗效，中期分析结果显示，瓦他拉尼联合 FOLFOX4 方案可显著改善

PFS,且血清乳酸脱氢酶(LDH)增高的患者有效率增高更明显。

3.西地尼布

西地尼布是一种口服小分子 TKI,主要作用于 VEGF-1、VEGF-2、VEGF-3 和 c-kit。研究显示西地尼布联合 FOLFOX 作为二线治疗转移性结直肠癌的治疗效果,与 FOLFOX 联合贝伐单抗相似,OS 分别为 5.8 个月、7.2 个月,贝伐单抗的 PFS 时间为 7.8 个月。

4.COX-2 抑制剂

COX-2 是前列腺素合成过程中一个重要的限速酶,可以将花生四烯酸代谢成各种前列腺素产物。大肠癌组织常见有前列腺素 E_2 和 COX-2 的表达增高。COX-2 的过度表达影响体内抗肿瘤免疫抑制效应、细胞丝裂原信号、凋亡及转移潜能。尽管临床使用 COX-2 抑制剂对心血管的危险还存在很大的争论,FDA 还是批准了塞来昔布(西乐葆)作为选择性 COX-2 抑制剂,用以治疗家族腺瘤息肉病患者。现有数个Ⅲ期临床试验正在观察塞来昔布对大肠癌发生的化学预防疗效。塞来昔布与 IFL、IFL/谷氨酰胺联合治疗大肠癌的Ⅱ期临床试验疗效较好(前者 28％ PR,56％ SD,后者 42％ PR/CR,29％ SD)。另一个 COX-2 抑制剂罗非考昔与 CPT-11/5-Fu 联用的Ⅱ期临床结果也取得了不错的疗效(35％ PR,53％ SD)。

5.阿柏西普

阿柏西普是一种 VGFR-1、VEGFR-2 胞外域和人 IgG 的 Fc 段上的重组融合蛋白。研究表明,阿柏西普应用于既往贝伐单抗治疗失败的患者显示出很好的耐受性,疾病控制率达 30％,PFS 为 4 个月。

6.基质金属蛋白酶抑制剂

基质金属蛋白酶(MMP)抑制剂:不但在许多肿瘤细胞上过表达,而且在肿瘤周围组织激活的间质细胞上也大量表达。MMP 家族分子功能复杂,既能降解 ECM 促进癌细胞侵袭和转移,又可以抑制癌细胞凋亡、促进新生血管生成。临床试验表明,MMP 的抑制剂对许多恶性肿瘤并无疗效,这些抑制剂也未能改善大肠癌患者的生存状态,仅表现为 CEA 水平的下降。MMP 抑制剂临床治疗失败的教训提示人们,也许需要对大肠癌中过表达的 MMP-1、MMP-2、MMP-7 和 MMP-9 进行单独靶向抑制,才能确定每一种 MMP 在大肠癌病情进展中的具体功能。然而,MMP 家族分子之间结构与功能上的交叉特异性,使得问题复杂化。也许制备针对每一种 MMP 分子特异性单抗药物比现在"广谱"的 MMP 小分子抑制剂更值得期待。

7.雷帕霉素靶激酶抑制剂

雷帕霉素靶激酶抑制剂:mTOR 激酶抑制剂 CCI-779、RAD001、AP23573 和泛素蛋白酶抑制剂硼替佐米是另外两类比较有潜力的小分子靶向肿瘤药物,它们在荷大肠癌小鼠模型和其他肿瘤临床试验中均表现出较好疗效。目前,两者与其他化疗药物的联合治疗大肠癌方案正在进入临床试验阶段。另外,负责肿瘤关键蛋白(如细胞增殖、凋亡)折叠、转运功能的分子伴侣 HSP-90 近来也成为新的大肠癌治疗分子靶标。HSP-90 的小分子抑制剂 17AAG 单药治疗,及其与双氟脱氧胞苷、顺铂、紫杉醇等其他化疗药物联合治疗的 I 期临床试验正在进行。

另外还有很多靶向治疗药物正在进行相关临床试验,如GW572016、ABX-ECJF、su011248、su5416、brivanib、pertuzumab、enza-staurin、everolimus 等。

第七章　大肠癌的复发转移

第一节　大肠癌肝转移概述

肝脏是结直肠癌最常见的转移部位,也常是唯一受累的脏器。约有 25% 的结直肠癌患者在确诊时就已经伴有同时性肝转移;50% 的结直肠癌患者在根治手术后发生异时性肝转移。肝转移是影响结肠癌患者预后的主要因素之一,发生肝转移后,预后很差,往往被认为是不治之症的晚期癌症表现。因此,结直肠癌肝转移的早期诊断及有效治疗显得尤为重要,也是改善预后的重要环节之一。

一、大肠癌肝转移的临床特点

大肠癌的发病率近年来有明显上升趋势,占恶性肿瘤总发病率的第二位,大肠癌肝转移的发病率很高,这与大肠癌的转移与浸润方式的特点有关。主要原因是由于癌栓通过胃肠道血流经门静脉到达肝脏,而肝脏可以提供一个合适的生长环境,加之大肠癌的组织学改变 80% 以上为高分化腺癌或乳头状腺癌,癌细胞容易脱落到血管内,有的甚至以癌包块的形式脱落而引起门静脉栓塞导致着床、增殖,而低分化腺癌和黏液癌对血管周围的淋巴管及神经间隙浸润,即使侵犯到血管时,侵入到血管内的癌细胞亦常为单一的细胞或极小的细胞团,它们则较容易地通过肝内的门静脉系统,即或着床,由于细胞数少,很难发生增殖,故大部分病例属于高分化腺癌的大肠癌经过门静脉系统发生肝转移的较多,而属于低分化腺癌的胃癌病例发生肝转移的较少。

有学者通过 39 例临床治疗及随访资料进行回顾性分析，认为大肠癌的肝转移可分三种情况：

1.在原发病灶实施手术时即发现了肝转移者 8 例（占 20.51%）。

2.原发病灶经手术切除后随访时发现了肝转移灶，包括在原发病灶实施手术时肝转移尚属亚临床阶段未被发现 31 例（占 79.49%）。

3.肝转移病灶术后再次复发 3 例（占 7.69%）。

二、大肠癌肝转移的早期诊断

提高大肠癌病人的预后，主要寄希望于早期检测而发现复发或转移。癌胚抗原（CEA）是大肠癌细胞去分化过程中表达的一个重要标志，是最有价值的肿瘤标志物之一，在大肠癌诊断和治疗中的作用已被普遍认可。CEA 作为免疫球蛋白超基因家族中的一员，已被证实同样具有黏附分子的作用特点，它可以介导同型细胞黏附聚集，尚可以作为辅助黏附分子参与细胞与基质胶原之间的相互作用。有学者提出 CEA 分子间的嗜同性结合，增加了表达 CEA 的癌细胞在肝内形成转移的机会，因为被带到肝脏处理的 CEA 可与这些表达 CEA 的癌细胞结合。一般认为，CEA 值异常升高可视为肝转移的信号，特别是大肠癌根治术后动态观察血 CEA 值迅速升高者，即使影像学检查未发现有肝转移，也应考虑可能已有隐性或亚临床期肝转移，必须严密随访，早期诊断，及时治疗。然而，无论是同时性或异时性肝转移癌，其血 CEA 值正常者并不少见，CEA 升高者仅 73%。有学者应用 PCR 方法检测 CEA-mRNA 以提高结直肠癌转移的早期检出率。Yamamoto 报道一组 PCR 检测结果，52 例肠系膜静脉血标本中，44%（23/52）显示独特明显的 CEA 的 PCR 产物，并与肿瘤分期、浸润深度、淋巴结转移等之间有明显相关性。同时证明，检测外周血和肠系膜静脉血一样，CEA-mRNA 的检出率与结直肠癌分期呈正相关。Adell 等的研究得出类似结论。因此，用 PCR 方法检测 CEA-mRNA 有望成为早期诊断结肠癌肝转移的有效方法。

大肠癌根治切除术后,血清 CEA 下降,如手术切除不完全,则血清 CEA 下降不明显,或仍保持高水平状态。如术后血清 CEA 已降至正常,而在随访中血清 CEA 不断升高,则表明有复发转移的可能。

学者发现,术前 CEA 高达 35pg/L(正常值为 10～15µg/L)时,有 56.20% 的病人发现肝转移灶,CEA 值高达 42µg/L 者有 60.32% 的病人发现肝转移灶,CEA 值高达 50µg/L 者有 96.82% 的病人出现肝转移灶。因此,术前 CEA 增高提示有肝转移,术后 CEA 水平下降或降后再升对癌转移、残留或复发有确定的诊断意义。因此对大肠癌术后 2 年内每隔 1～2 个月做一次 CEA 检查,对早期发现肝转移有重要的临床意义。测定胆汁中的 CEA 含量可发现更早的肝转移癌。

影像学检查是诊断的重要手段,常见的检查方法有 B 超、CT、MRI 等,各有优缺点。B 超应用简便、价廉,是肝转移肿瘤检查的首选方法,其敏感性较高,但定位的准确性不高,而且其检查结果与操作手法及个人经验有很大关系,对直径<1cm 的病灶检出率不高。CT 已成为肝脏检查的重要方法,特别是螺旋 CT 出现使肝内病灶的检出率及定性准确率都有了提高,增加了病灶的检出率,而且可观察病灶的血供情况,有些病例行 CT 检查时尚未找到原发灶,根据其 CT 强化表现有助于进一步查找。随着 MRI 软件和硬件的不断开发和完善,MRI 已成为肝脏检查的重要手段,是最具有开发潜力的影像技术,MRI 可多个序列、多个轴面成像,病灶有多次机会被检出并可了解病灶内部结构,无需注射对比剂即可清晰显示肝脏的解剖结构和血管。另外,术中 B 超检查结合术中触诊结果被认为是检出大肠癌肝转移灶的金标准。

三、大肠癌肝转移外科手术的指证及手术原则

大肠癌肝转移的治疗首选手术切除。发现肝转移病灶的病人,病灶为单结节或限于肝内的多结节病灶,无肝外转移灶,无腹水,肝功能正常,全身状况能耐受手术,均可行手术治疗。

比较认同的结直肠癌肝转移手术切除的选择标准为:①原发灶无

复发;②转移癌限于肝内;③转移癌切除后肝脏能维持正常功能;④病人基本状况能耐受手术。

必须强调首次手术的根治性,切除足够的范围,将肿瘤及淋巴结整块的切除,对低位直肠癌不能单纯追求保肛而忽视根治性,避免医源性播散,术中避免挤压、触摸肿瘤,肝脏病灶的手术切距>1.0cm,无论行肝叶切除或不规则的局部根治性切除,效果均良好。但凡能楔形切除者,多是病灶小、且局限在边缘的病例,这是生存率高的主要原因。

肝转移癌术后复发率颇高,文献报道 3 年内复发率达 65%～80%以上,其复发原因除原发癌根治不彻底再转移外,可能是首次切肝时切距不够,切缘有癌组织残留,余肝存在未被发现的亚临床型病灶或术中操作引起的肿瘤细胞扩散等,复发灶多数仍在肝内。只要肿瘤限于肝的一叶或半肝内,未累及肝门,无肝外转移,无肝功异常和腹水,排除腹腔广泛转移者,均可争取再手术切除。

四、综合治疗

综合治疗是改善预后的重要措施,对于大肠癌肝转移来讲,手术治疗虽是主要手段,但相当一部分病人未切除肝脏中存在的亚临床或微转病灶,单凭手术治疗是不够的。全身化疗为常用,有报道 15%～25%的病人经全身化疗后,由不能根治性切除转变为可治愈性切除,而术后 5 年生存率可达 40%,这是一个较新的概念。局部化疗是一个较好的手段,因为转移癌的血供大多数来自肝动脉,故肝动脉灌注化疗可使局部药浓度增高,同时可降低全身不良反应。

五、结直肠癌肝转移的预防

结直肠癌肝转移的预防应从原发癌早期诊断、围手术期处理、肝转移灶早期发现、防止肝内病灶遗漏等环节入手。PT-PCR 方法检测 CEA-mRNA 为术中扩散和早期诊断提供了依据和有效的方法。PET 是探测肝内外转移灶的理想影像技术,能有效避免遗漏肝转移病灶。

六、结论

近年来在结直肠癌肝转移诊治上已取得了很大进展。可以认为，早期诊断是最重要的一个环节，一旦发现结直肠癌肝转移有许多措施可供选择，手术治疗是首选的唯一可提供治愈的办法，不适合手术者可通过综合治疗以改善生活质量，延长生存期。

第二节　结直肠癌肝转移的早期诊断技术

无论是结直肠癌初次确诊时发现有肝转移，还是原发癌根治术后再发生肝转移，大多数均为多发，孤立性肝转移灶较为少见。肝转移灶早期鲜有明显临床症状，诊断困难，直到晚期才有明显症状和体征，预后极差，故早期诊断是治疗关键。如何提高结直肠癌肝转移的早期诊断，特别是防止肝内病灶的遗漏以提高术后长期生存，国内外学者对此在化学检验及物理检查上进行了大量的研究。

一、结直肠癌微转移灶的意义

常规的组织病理学检查只有 1% 的机会发现小于 3 个细胞直径的微小转移灶，免疫组化、骨髓活检、前哨淋巴结 PCR 分析等检查敏感性高，但技术复杂，且其临床意义尚未确定。Calaluce 等评述结直肠癌微小转移的临床意义，综合 11 份研究报告，其中 5 份认为免疫组化检查微小转移灶有效，2 份对预后有意义。

Adell 等研究 100 例 Dukes B 期结直肠癌病人，用免疫组化方法发现 39% 有微小转移。该研究是引导清除受累淋巴结的有益探索。有人报告结直肠癌病人骨髓活检中发现微小转移灶，但结果与预后相关意义有冲突。另有学者用 PT-PCR 技术检测围手术期 CEA，结果显示结直肠癌切除术后 2 周可清楚探测到 CEA 的 mRNA。这种现象所涉及的意义尚不明，但至少表示术中有肿瘤细胞脱落于循环血中。

二、RT-PCR 方法检测血液和淋巴结中的转移肿瘤

有 20%～45%的结直肠癌病人接受根治性手术后发生转移,应用 PCR 方法检测 CEA-mRNA 能提高结直肠癌转移的早期检出率。Yamaguchi 报告一组 PCR 检测结果,52 例肠系膜静脉血标本中,44%(23/52)显示独特明显的 CEA 和/或细胞角蛋白 20-PCR 产物,并与肿瘤分期、浸润深度、淋巴结转移等之间有明显相关性。同时证明,检测外周血和肠系膜静脉血一样,CEA-mRNA 和细胞角蛋白 20-mRNA 的检出率与结直肠癌分期呈正相关。此结果说明了结直肠癌早期血源性播散的特点,手术操作亦增加肿瘤向血液释放。其他学者的研究得出类似结论。用 PCR 方法检测 CEA-mRNA 和细胞角蛋白 20-mRNA 有望成为早期诊断结直肠癌肝转移的有效方法。

三、FDGPET 的诊断价值

传统的影像技术如 B 超,CT,MRI 因其分辩率限制,难以发现微小的转移灶,尤其是一些等密度或等回声病灶。18-FDG 是最常用的 PET 成像标记物,其能被结直肠癌细胞浓聚,使 PET 发现潜在的转移灶较其他方法具有难以比拟的优势。Boykin 报告 14 例结直肠癌肝转移的检查对比情况,所有病人手术前后进行 CT 和 PET 检查,并与术后病理结果做比较,结果发现 CT 和 PET 的诊断精确度分别为 20%和 85%,敏感度分别为 50%和 100%,PET 成像的应用改变了 49%病人的处理方案,有 3 例(占 21%)因 PET 发现肝外转移灶而避免了手术,另有 3 例(占 21%)CT 扫描阴性而 PET 成像显示有肝脏转移而施行手术,术后得到病理证实。目前认为,PET 是探测结直肠癌肝内外转移灶的理想影像技术。

四、CD44 与 CD54

CD44 和 CD54 是新近发现的与肿瘤的发生和转移密切相关的二

个重要的粘附分子。CD44属于粘附分子家族透明质酸受体类。CD54
称细胞间粘附分子-1（ICAM-1），是免疫球蛋白超家族成员。研究认
为，其促进肿瘤转移的机制可能为：①原发灶的相邻癌细胞之间出现粘
附异常，使肿瘤细胞从原发部位脱落；②肿瘤细胞脱落后在循环中运行
时，粘附分子促进血管内游离的癌细胞与靶器官的血管内皮细胞粘附；
③肿瘤细胞自靶器官血管内穿出并向基质内侵入时，粘附分子则影响
肿瘤细胞从血管内向血管外游出。还有研究观点认为，粘附分子促进
肿瘤转移，主要是其可以协助肿瘤细胞逃避 T 细胞的免疫监视，从而使
肿瘤细胞逃逸免疫攻击。Khoursheed 等对 49 例结直肠癌患者的正常
结肠黏膜和肝组织、原发性结直肠癌以及转移癌标本进行 CD44 表达分
析时发现，14 例原发肿瘤中 12 例有 CD44 表达，16 例转移癌均有 CD44
表达，而 13 例正常黏膜标本中仅有 2 例有 CD44 表达。马陈等应用酶
联免疫吸附测定法（ELISA）检测 38 例结直肠癌和 21 例结直肠癌肝转
移患者以及 40 例健康成人（正常对照组）的血清 CD44 和 CD54 含量，
并比较血清中 CD44 和 CD54 含量在治疗前后的变化。结果结直肠癌
肝转移组和结直肠癌组血清中 CD44 和 CD54 含量明显高于正常对照
组，且结直肠癌肝转移组较结直肠癌组含量也明显增高。结直肠癌肝
转移组和结直肠癌组治疗后的血清 CD44 和 CD54 含量比治疗前下降。
表明：CD44 和 CD54 可以作为临床早期诊断结直肠癌肝转移的生物学
指标，同时也可以作为监测结直肠癌和结直肠癌肝转移预后的客观
指标。

五、影像学诊断

B 超对＜2cm 结节的检出率达到 80%～95%，它与术中触诊合并
使用被认为是术中诊断肝转移的金标准。

传统 CT 增强扫描存在的最大困难是扫描时间长，螺旋 CT 明显缩
短了扫描时间，可在很短时间内对肝脏进行多次容积扫描，并且在单次
注射造影剂的过程中可分别获得肝动脉期、门静脉期、延迟期等三期图

像,动态扫描对 1~3cm 病灶的检出率由 62% 提高到 91%。而经动脉门脉造影 CT(CTAP)的敏感性各家报道差别较大(70%~97%),且因其灌注缺损而造成假阳性率可达 27%~40%,且是有创性检查,有学者认为螺旋 CT 可以取代 CTAP。

与传统 MR 相比,现代 MR 成像在不降低图像质量的条件下,大大地缩短了成像时间。近来,特异性 MRI 造影剂的作用日益受到重视,如超顺磁性氧化铁(SPD)作为特异性 MR 对比剂在肝脏小病灶的检出方面有较显著的优势,与传统 MRI 造影剂不同的是,SPD 是一种负性造影剂,正常肝组织网状内皮系统中的 Kuffer 细胞,具有吞噬 SPD 的能力。SPD 可造成肝脏局部磁场的不均衡,从而缩短 T_2 时间,使肝脏信号下降。而转移瘤则不具备吞噬 SPD 的能力,表现为低信号背景中的高信号结节,肿瘤与肝实质信号比 C/IV 显著增大,有利于提高转移瘤的检出率。特异性造影剂 MRI 造影剂增强,可较超声、传统 C7、发现更多的病灶,对于直径 5~10mm 的病灶,SPD 增强扫描病灶检出率约高于平扫 MRI28%。

第三节 大肠癌肝转移的手术治疗

1963 年,Woodington 和 Waugh 首先报道了 20 例各种恶性肿瘤(如结肠癌、胃癌、胆囊癌、胰腺癌以及黑色素瘤等)经手术切除肝脏转移灶。早期的肝切除手术有相当高的并发症发生率和手术病死率,随着外科技术的发展和外科技能的改善,尤其是近年来肝移植手术的大量开展,使外科医生对于肝脏的解剖有了更加深刻的认识,手术并发症的发生率和手术病死率进一步下降。

一、大肠癌肝转移的肝切除

大肠癌肝转移的肝切除率逐渐增高,切除后的 5 年存活率达 36%~45%,手术病死率在 5% 以下。Bradiey 等报告 134 例结直肠癌肝转移行肝切除的研究结果,初次结直肠癌手术与肝转移癌切除之间隔中位 16 个月,平均为(19±1)个月,24％在 6 个月以内;其中 43％为肝转移,32％肝内外转移,25％肝外转移;肝内病灶平均(2.0±0.1)个,最大(4.4±0.2)cm,约有 72％的病灶发生在一叶;右叶左叶、三叶及边缘切除分别为 22％,5％,7％和 60％,附加肝外切除 6％;5 年、10 年存活率分别为 36％和 23％,1～4 个病灶的存活率优于 5 个以上病灶者;围手术期并发症为 37％,死亡 6 例(占 4％)。Harmon 等报告 110 例结直肠癌肝转移治疗结果,5 年、10 年存活率分别为 46％和 27％,围手术期并发症 34％,死亡率 4％,与 Bradley 报告结果基本一致,但其手术病例中行右半肝切除 28％,右三叶切除 27％,最大病灶达 17cm,平均失血 425mL,80％不需输血,并发症以胆漏和房颤多见,与长期存活有显著相关的因素,包括肿瘤转移灶的大小和是否能得到早期确诊,认为结直肠癌发生肝转移同期行结直肠癌切除和肝转移灶切除可望获得较高的 5 年存活率。Harmon 等综合分析 5 组资料发现,结直肠癌肝转移手术治疗的 5 年生存率由 1978 年的 20％提高到 1998 年的 46％,结论认为,结直肠癌肝转移是可治愈的,肝转移癌切除是安全和最有效的治疗手段。

目前,外科手术在结直肠癌肝转移的治疗中占据重要的地位。Hannon 等综合分析 5 组资料发现,结直肠癌肝转移手术治疗的 5 年生存率已提高到 46％,认为结直肠癌肝转移是可治愈的,肝转移癌切除是安全和最有效的治疗手段。根治性肝切除术比非根治性肝切除术预后显然要好。因此,要尽量行根治性肝切除术,尽可能切除全部转移病灶,切缘距肿瘤＞1cm,保留 30％以上的正常肝组织。行解剖性切除(如标准肝叶、肝段切除)或非解剖性切除(楔型切除、挖除等)尚无定论。Doci 报道非解剖性切除比解剖性切除预后好,其论据是非解剖性切除创伤小,并发症少。其他一些研究表明二者之间差异无统计学意义。

比较认同的结直肠癌肝转移手术切除的选择标准为:①原发灶无

复发;②转移癌限于肝内;③转移癌切除后肝脏能维持正常功能;④患者基本状况能耐受手术。但目前对切除较大的和多个肝脏转移灶后的长期生存率尚未有定论。可以认为尽管患者有 4 个或 4 个以上转移灶,预后可能不佳,可借助 Child-Pugh 分级或吲哚箐绿(ICG)试验评价术前肝功能,在安全的情况下,手术中尽可能地完整切除肿瘤可能会使患者有一个较长的生存期。

二、大肠癌肝转移术后复发的肝叶再切除

　　大肠癌肝转移手术切除术后肝内及肝外较高的复发率仍是肝转移癌治疗的焦点和难题。尽管肝切除后仍然有较高的复发率(60%～70%),其中 20%～30%复发仅限于肝脏。大约 75%的结直肠癌肝转移行肝叶切除术后仍会复发,其机制包括不适当的切缘、遗漏病灶、切肝过程中肿瘤细胞扩散以及原发灶的自然进展等因素。复发率约为55%～85%,肝受累为 35%～50%,只有少数能够得以切除,大多数病例已广泛扩散而难以切除。Bradley 组肝转移癌切除后肝内复发 36 例(43%),肝外复发 21 例(25%),肝内外多发 27 例(32%),其中有 15 例经历再次肝手术。Yamamoto 报告 362 例结直肠癌中 90 例(次)再次肝切除的经验,肝转移癌 2 次切除 75 例,3 次切除 12 例,4 次切除 3 例,平均手术间期为 10.3～11.3 个月,肝转移癌 2 次以上切除率为 35%,术后 3 年和 5 年总生存率分别为 48.3%和 30.7%。Suzuki 认为,肝转移癌再次切除时因肝实质粘连分离和肝解剖变化等而难度增加,出血增多,但手术时间、住院时间及再次手术后的状况与初次行肝转移癌切除术后相当,3 年和 5 年生存率分别为 62%和 32%,但初次肝转移癌切除后 6 个月内复发者预后不良。Yamamoto 认为有区域淋巴结转移,4 个以上肝转移灶、肝外有转移灶时应慎行再次手术。

　　有专家总结了文献认为再次肝切除术后的病死率和并发症发生率并不比初次肝切除术后高,平均生存期可达 2 年。有文献认为再次出现的肝内转移灶也应尽可能进行手术切除。

结直肠癌肝转移的再次手术切除范围取决于转移灶的大小、位置、分布、与大血管和胆管的关系以及残余肝的大小。最基本的原则是选择适宜的手术方式,切除所有转移灶而有足够的切缘,因为大多数复发并不仅限于所切除肝叶。

近年来有学者已不把肝门淋巴结转移作为肝叶切除的禁忌证。Elias 等在连续 100 例直肠癌肝转移手术切除和淋巴结廓清的前瞻性研究中,仅有 14 例有镜下淋巴结转移。Beckhurts 等在一组常规清除肝淋巴结的 126 例前瞻性研究中发现,有淋巴结转移的病人无 1 例存活超过 5 年,而淋巴结阴性者 5 年存活率达 22%;淋巴结阳性者,无论是否清除淋巴结,远期预后均差。尽管如此,切除肝转移癌的同时廓清淋巴结仍能提高中位生存率,进一步提高预后则只有通过综合有效的辅助治疗来实现。

三、大肠癌肝转移的非手术治疗

大肠癌肝转移手术切除术后的辅助治疗对提高长期存活具有重要作用。大肠癌肝转移的化疗以甲酰四氢叶酸钙为最主要用药,以大、中、小不同剂量(200～500mg)与 5-FU 联合,5 天为 1 疗程,每月 1 次,连续 6 个月。近年羟基喜树碱和草酸铂等的应用有增多趋势。化疗的途径,可依病人的条件进行全身化疗或区域灌注,包括经术中放置肝动脉、门静脉泵用药均为常用方法,未经手术病例可选用肝动脉导管化疗,同时可行肝动脉栓塞治疗。结直肠癌肝转移的放疗较少应用,免疫治疗和中医药治疗临床有较多应用,但并无理想的效果。

(一)经肝脏区域性化疗

经肝动脉或门静脉灌注化疗药物,由于药物首先经过肝组织,可以在肝内局部形成较高的浓度,有利于提高化疗的效果。经肝脏区域性化疗既可以在肝叶切除术后用来提高手术的疗效,更可以延长无法手术切除者的生存期。

1.肝动脉灌注化疗（HAI）

肝动脉灌注化疗的理论基础：①肝转移瘤完全由肝动脉供血，而正常肝组织主要由门静脉供血；②某些药物有较高的肝脏摄取率；③肝脏经常是肿瘤转移的第一站，控制肝转移有可能预防肝外转移；④许多药物有线性剂量效应曲线，局部大剂量用药可提高疗效；⑤高机体清除率的药物更有效。因为局部用药可减轻对全身的副作用。

化疗药物：去氧氟尿苷（FUDR）是目前临床肝动脉灌注化疗最常用的药物。它有 80%～90% 的肝脏首过效应，而 5-氟尿嘧啶（5-FU）只有 50%；其次，它比 5-FU 更易溶于水，使得内置的泵里能容纳更多高浓度的药物。尽管相当一部分患者对既往的全身化疗耐药，然而经肝动脉泵化疗的缓解率仍在 50%～83%。新近研究发现，局部免疫联合化疗有协同作用，化疗药物能提高免疫剂效应，而生物反应调节剂（BRM）能增高化疗药物的肝摄取率。有报道二者联合能诱导肿瘤细胞表达 FAS 受体，从而经 FAS-FASI 途径诱导凋亡。文献报道，用于免疫治疗的药物有 IL-2，IFN-γ，TNF-α，GM-CSF，LAK，TIL，OK432，CTL 等。

HAI 置管方法，有术中放置导管并与外部泵相接、经皮穿刺动脉放置导管并与外部泵相接、手术置入全内置式化疗泵。以往的经皮股动脉或腋动脉插管的方法，因插管并发症多，并且留置时间短，现已被术中肝动脉插管所代替。而全内置式泵可以减少感染发生，并且长期通畅率高，是理想的置管方法。经肝动脉超选择性插管，将大剂量化疗药物直接灌注到肿瘤所在部位的肝叶（段）动脉，可以减少药物在血液中与血浆蛋白结合的机会，从而大大提高肿瘤组织内的药物浓度，既改善了疗效，又可以减轻全身副作用。Yamamura 等报道 23 例经 5-FU 和醛氢叶酸联合 HAI 连续 7 个疗程，有效率达 60%，3 年生存率为 37.5%，效果均优于全身化疗。Nancy 等总结多个随机对照经 HAIFUDR 化疗与 FU-DR 或 5-FU 全身用药治疗结直肠癌肝转移的临床研究资料，HAI 治疗组有效率为 42%～62%，而全身治疗组为

$0\sim38\%$。HAI组1年、2年生存率分别为$60\%\sim85\%$,$18\%\sim47\%$;全身治疗组分别为$42\%\sim60\%$,$10\%\sim20\%$。二者都认为经HAI化疗能提高肿瘤缓解率、延长患者生存期。

2.肝动脉化疗栓塞(THACE)

肝动脉化疗栓塞的临床疗效较单纯肝动脉灌注化疗(HAI)及单纯肝动脉栓塞(HAE)更有优势,是不能手术切除的结直肠癌肝转移患者的首选治疗方法。肝动脉栓塞化疗是HAI,HAE的发展,其机制是肿瘤微血管栓塞后化疗药可以阻塞在肿瘤部位长期发挥作用,而全身毒性轻微。

目前较常采用的栓塞剂包括碘化油、明胶海绵、胶原、淀粉、聚乙烯粒子或弹簧钢圈等。化疗药物常用的有5-FU,MMC,ADR,DDP等。用于栓塞的碘化油随血流进入肿瘤血管内聚集,并长期滞留在肿瘤组织内,完全栓塞血管,造成瘤组织缺血坏死;同时,碘化油也是一种良好的载体,可将药物载入瘤区,使高浓度化疗药物持久地作用于瘤细胞,从而达到更佳的治疗效果。

3.门静脉灌注化疗(IPIC)

当肝转移灶直径$>2cm$时,主要由肝动脉和门静脉双重供血,肝动脉供应肿瘤中心,门静脉供应肿瘤周边。随着肿瘤增大,门静脉壁受到挤压而变窄小,来自肝动脉的营养逐渐代替了门静脉。待肿瘤直径$>5cm$时,其主要血供来自肝动脉。因此,对于治疗直径$<1cm$的肝转移灶,或术前和术中尚不能完全确诊的肝转移癌以及预防尚未增殖的游离癌细胞,则选择门静脉给药为好。这也是结直肠癌根治术后门静脉灌注化疗药物及肝动脉加门静脉灌注化疗治疗微小肝转移灶的理论基础。有研究发现,围手术期IPIC组的5年无病生存率及5年总生存率均明显高于对照组,复发危险率是对照组的79%,局部复发率及肝转移发生率均低于对照组。

(二)结直肠癌肝转移的局部治疗

常用于无法切除肝转移灶的处理。近半数结直肠癌肝转移病人无法进行手术治疗。肝内多发转移灶遍及双侧肝叶、合并肺骨脑等转移、或肝转移癌切除术后旋即复发、以及一般状况差而难以耐受再次手术者,可依病人条件选择其他治疗手段,如肿瘤内无水酒精注射、射频热损微波固化、电化学、冷冻等治疗。

1.经皮酒精消融治疗(PAI)

PAI 是一种快速、简便、经济的治疗手段,超声指引下经皮酒精消融主要用于直径＜3cm 的病灶,但有时需要多次注射治疗。肝转移瘤 PAI 治疗后肿瘤完全坏死率低于原发性肝癌,可能是由于肝转移瘤(尤其结直肠来源)的基质纤维较多。PAI 更适用于治疗原发性肝瘤,因为这些患者大多伴有肝硬化,不能耐受传统手术或化疗。对于结直肠癌患者,并发肝硬化者少见,治疗不能切除的肝转移癌,还有其他更好的方法。

2.冷冻消融治疗

冷冻治疗是一种用低温使局部组织破坏的方法,目前常用于肝叶切除术的辅助治疗。但是冷冻整个肿瘤组织的同时不能监测冷冻装置,因此有可能过量而伤及周围组织。20 世纪 90 年代末发展的氢氦微创靶向冷冻治疗技术(氢氦刀)采用了多项生物传感、电子计算机、航天等技术,已取得了较理想的治疗效果,极大地促进了肿瘤低温医学的发展。氢氦刀临床适应证与液氮冷冻基本相同,但由于其微创(可经皮)的特点,应用范围较液氮冷冻广,既可用于较为局限的转移性肝癌,又可以治疗无法手术切除的较大转移性肝癌。Ravikumar 等报道 24 例结直肠癌肝转移患者行冷冻治疗,术中死亡并发症 8％;平均随访 2 年,29％无瘤存活,33.5％带瘤存活,37.5％死亡。

3.射频消融治疗(RFA)

射频消融治疗肝肿瘤因其简便、易掌握、疗效较确切,近年在临床获得了广泛的应用,对于:①活检证实或临床肿瘤标志物、影像学检查结果支持诊断肝转移;②原发病灶能根治;③没有肝外病灶(经有效全身化疗后仅存肝转移或肺转移能切除者除外);④因技术或保留肝脏功能原因而不能切除的肝转移瘤;⑤术前影像学评价可单独 RFA 或联合手术切除可治疗的病灶;⑥肿瘤最大直径＜5cm、数目不超过 5 个者均可应用其进行治疗,且 CT,MRI 均可较好评价其疗效。射频治疗肿瘤的原理主要是射频波激发离子震荡产生局部高温,使肿瘤组织发生凝固性坏死。经皮局部热疗技术(射频或微波)对＜5cm 的小肝癌可获得有效的局部控制,疗效优于无水乙醇注射,但未治疗区域的肿瘤发展是治疗失败的一个普遍原因。目前多数学者认为射频适用于＜4cm 的无法手术切除的肝肿瘤,使用膨胀式射频电极或重复穿刺治疗有可能扩大射频治疗的范围,但疗效尚不肯定。紧贴或临近胆囊的肝肿瘤也可用射频治疗。其优点有:实时的影像传导,患者可以不住院。

4.其他局部治疗

还有间质激光凝固法、微波治疗、高功率聚焦超声、电化学疗法等破坏肝转移灶方法,均可以作为肝转移灶无法切除时的一种替代治疗方法。目前,均缺少大量病例资料的证实,其远期疗效也有待于进一步观察。

肝转移癌切除后的辅助治疗对改善预后有重要作用,正是由于肿瘤切除后全身性微转移的存在,综合性的全身辅助治疗是必须的。

第四节　结直肠癌肝转移的治疗

结直肠癌位于西方国家因肿瘤死亡的第二位,总发病率约 50/10 万;美国年新发病例约 140000,其中肝脏转移是病人死亡的主要形式。在过去的 20 多年间,随着肝切除技术的改进(包括肝移植的离体切除技术)以及肝脏切除安全性的提高,根治性切除已经成为结直肠癌肝转移的标准化治疗措施,也是唯一可能获得治愈的措施。此外,随着转移性肝癌的影像学定位诊断、预后因素、手术时机、复发再手术、肝肺转移灶联合切除及综合治疗等方面研究的进展,结直肠癌肝转移治疗的远期疗效也显著提高。

　　结直肠癌单纯转移至肝脏者占 25％，局限于肝一叶者又占肝转移的 25％，因此结直肠癌肝转移为单个结节或局限于一个肝叶的不超过 5％，仅该部分病人获得根治性肝切除机会最高，可达 95％，其他病人仍需要接受多种措施的综合治疗。这些治疗措施包括选择肝动脉或门静脉栓塞、肝动脉灌注化疗、冷冻治疗、射频消融技术和隔离式肝脏灌注等辅助治疗，可使肝转移癌生长抑制或消退，从而延长病人生存时间、提高生活质量。

【自然病程】

　　通常结直肠癌在初次就诊时 15％～25％已发生了肝转移，约 50％在 5 年内出现肝转移。未治疗的结直肠癌肝转移病人预后极差，绝大多数在发现肝转移后 1～2 年内死亡，其中 1 篇回顾分析 1980～1990 年间 484 例结直肠癌肝转移病例的文献，1 年中位生存率为 31％，2 年为 7.9％，3 年中位生存率为 2.6％，4 年中位生存率仅 0.9％。对于可切除的局限性结直肠癌肝转移病灶，如不予治疗 1 年生存率为 77％，3 年生存率为 14％～23％，5 年生存率仅 2％～8％。而结直肠癌肝转移病人行肝转移灶根治性切除者，其 5 年生存率达 35％～35％以上。因此，即使是孤立或单叶的结直肠癌肝脏转移灶，未治疗者也无法获得长期生存可能。

　　氟尿嘧啶(5-Fu)为基础的化疗仍是结直肠癌肝转移的最有效的化疗方案，目前对无法切除的肝转移癌的标准化疗是联合 5-Fu 和亚叶酸。但肿瘤敏感者仅 25％～30％，极少有肿瘤完全消退，中位生存时间约为 1 年。

【结直肠癌肝转移的诊断】

　　一般肝脏肿瘤的症状并不明显，直至病灶生长至足够大，甚至侵犯血管或胆道后才被检出。因此，需要在结直肠癌肝转移的可切除阶段采用多种影像学检查检出肝脏肿瘤，重点是明确病灶的数量、大小、肝内位置和肝外病灶，为手术治疗的评估提供详尽信息。

1.CT

目前螺旋 CT 应用最广,可以较精确地显示肝内肝外的转移病灶、病灶的毗邻血管或胆道关系,被认为是评估结直肠癌肝脏转移灶的解剖以及能否手术切除的最好方法。

经动脉 CT 门静脉成像(CTAP)对确定结直肠癌肝转移非常敏感,是判断肝脏病灶数量的金标准。CTAP 对肝脏膈顶部的小病灶检出优于超声检查。CTAP 是通过肠系膜上动脉注射造影剂,造影剂快速到达门静脉系统,因为结直肠癌肝转移灶主要是肝动脉血供,极少由门静脉供血,因此 CTAP 显示的病灶为充盈缺损,周围包绕以高血管化的肝实质。CT 肝动脉成像(CTHA)对显示富血管的肝脏转移灶效果亦佳(图 7-1)。CTAP 是经股动脉插管至肠系膜上动脉,经导管注入造影剂 25 秒后行 CT 扫描;CTHA 则是经股动脉插管至肝固有动脉,注入造影剂 5 秒后扫描,可选择性左或右肝动脉造影。CTAP 和 CTHA 的缺点是有创、费用昂贵,一般不作为结直肠癌肝转移检查的常规手段。

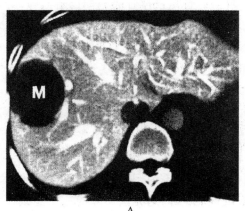

A

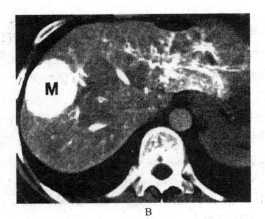

B

图 7-1 CTAP 和 CTHA 显示肝脏右前叶的转移癌

A.CTAP 扫描显示病灶（M）内灌注缺损，其余肝脏显影均匀

B.CTHA 扫描显示增强良好的肝转移癌

2.经皮和术中超声

经皮超声是肝脏转移癌最便宜的无创诊断措施，对病灶的数量、大小检出以及观察和大血管的关系与 CT 相仿。但超声检查高度依赖操作者的经验和责任心。超声对肝外病灶的判断效果较差，充气脏器如肠道可能掩盖病灶影像，即使是肝内病灶，也存在超声"盲区"，如肝脏膈顶部。

目前肝脏外科中多常规采用术中超声。术中超声对发现无法触诊的深藏在肝实质内的病灶以及小癌瘤非常有益，同时可对肝内脉管精确定位，指导手术切除。外科医师在实施技术上困难的邻近大血管的肝脏切除时，术中超声的指导往往是无法替代的。但术中超声不能替代术前良好的影像学检查，因为无法切除的病灶应该在术前、而不是术中才发现。

3.MRI

MRI 通常不常规用于结直肠癌肝转移灶的检查，除非肿瘤位于第1、2 肝门，为了良好显示肿瘤和门静脉及其主要属支、肝静脉、下腔静脉的解剖结构,以及和主要胆管分支的关系(MRCP)。

4.18-氟化脱氧葡萄糖正电子发射成像(18FDG-PET)

肿瘤对葡萄糖的消耗大于正常组织,肿瘤细胞高水平表达膜糖转运子和己糖激酶——转换葡萄糖为 6-磷酸葡糖,当正电子发射的葡萄糖类似物 18-氟化脱氧葡萄糖(18F-FDG)注入肿瘤病人体内时,被肿瘤细胞转换成 6-磷酸-FDG。6-磷酸-FDG 在大部分肿瘤细胞内不再代谢,从而被选择性地积聚。上述 18FDG-PET 的原理同样适用于术前结直肠癌转移灶的检测。

与传统的影像学手段比较,PET 对肝脏转移灶的检出率敏感性最高。但纳入研究的病例数少、缺乏前瞻的双盲对照研究,对该结论存在较大争议。但明确的是,18FDG-PET 有利于术前明确肝内外的隐匿性转移灶,对传统影像学检查认为是适宜肝切除病例行 18FDG-PET 检查,可以筛选并排除存有肝外转移的不宜手术病人,从而对原有治疗方案进行修正,避免不必要的肝切除或剖腹探查。尤其对高度怀疑肝外转移的选择性病人,在手术前应推荐常规行 18FDG-PET 检查严格筛选。因此,18FDG-PET 检查是当前传统影像学检查手段的有益补充。

5.腹腔镜检查

随着腹腔镜技术和腹腔镜超声的广泛采用,越来越多的学者提倡在开腹肝切除前采用腹腔镜技术进一步评估肝脏切除的可行性。Babineau 和 John 等于 1994 年最先提出该观点:Babineau 等对 29 例拟肝切除病例在术前行腹腔镜检查,发现 14 例(48%)无法切除;John 等对 50 例肝脏肿瘤病人采用腹腔镜和腹腔镜超声检查,32 例(64%)避免了不必要的剖腹手术;事实上,二者在剖腹后的肝脏切除率仅分别为38% 和 26%。如此低的切除率提出了极其严峻的现实:目前的术前检查手段是否足够和有效? 因此,开腹肝脏切除前的腹腔镜和腹腔镜超声检查是有益的和有必要的,可以显著提高对适合肝切除病例的选择,避免不必要的剖腹探查。

在一篇前瞻性研究中,Fong 等将拟行肝脏切除的 190 例病人分成匹配的两组,104 例手术前先接受腹腔镜和腹腔镜超声检查;86 例直接剖腹探查。学者发现腹腔镜诊断可以将肝脏切除率从 66% 提高到83%,并且显著减少住院时间和费用。因此,学者所在的纽约Memorial Sloan-Kettering 癌症中心常规对怀疑肝外转移的高危病人采用腹腔镜诊断。采用临床危险评分系统,对于低危病人(≤2),腹腔镜检查对无法切除病灶的检出率为 12%,但对高危病人(＞2),则肝脏转移灶无法切除率高达 42%(P=0.001)。

近年来,随着腹腔镜配套设备的改进,应用腹腔镜超声刀和血管闭合器,实施腹腔镜肝脏切除的报道日趋增多。腹腔镜肝切除的病例主要选择位于肝脏边缘(左外叶和右前叶)的肿瘤,当然也不乏半肝切除病例。

6.肝外病灶的检查

对考虑行结直肠癌肝转移灶切除的病例,需要有胸部、腹部和盆腔的螺旋 CT 影像,如有怀疑,可以行 FDG-PET 检查。FDG-PET 对传统适宜手术切除病例的肝外病灶检出率达 20%～30%。为了排除大肠肿瘤的复发,亦需要行结肠造影或全结肠镜检查。

肝脏活检病理诊断是无益和不必要的,因为肝脏活检会导致癌细胞种植,从而影响可能的手术根治效果。

【肝脏切除】

1.结直肠癌肝转移手术切除的适应证

直至 20 世纪 80 年代早期,结直肠癌肝脏转移作为肿瘤晚期的标志,不再行外科治疗。其后,外科切除肝转移灶癌的观念才为临床医师所接受。早期的外科适应证源于 1988 年由 24 家单位参与的 859 例的回顾分析,认为外科切除的禁忌证为:①转移灶＞4 个;②肝外转移;③门脉周围转移灶。经过多年实践,上述观点受到了革命性的挑战。由于先进影像学手段的采用,术前对肝转移灶的确定和定位更加精确;肝切除时联合结直肠癌、同时的肺转移灶切除和膈肌以及其他脏器的病灶切除已经逐渐开展;也不乏采用门静脉周围淋巴结的清扫甚至门静脉的部分切除后修补。因此外科治疗策略日趋积极，即切除所有的病灶，无论肝内或肝外，理论上只要能保留有两个肝脏解剖段的肝脏切除（以连续者为佳），均可以实施。2000 年 Roh MS 认为唯一的肝切除绝对禁忌证是无法获得彻底的无瘤切除，随着肝切除时联合应用冷冻治疗等局部消融技术，上述观点再次受到挑战。结直肠癌肝转移手术切除的方式有向解剖性肝脏切除的趋势（图 7-2），虽然非解剖性的肝楔形切除仍广为采用。

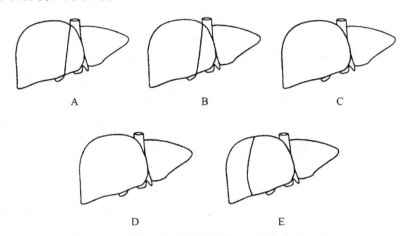

图 7-2　结直肠癌肝转移灶的解剖性肝切除方式
A.右半肝切除；B.左半肝切除；C.右三段切除；
D.左外叶切除；E.左三段切除

目前积极的结直肠癌肝转移手术切除的适应证为：①肝转移病灶为孤立结节或病变范围较局限；②无肝外转移或邻近脏器（膈肌、门静脉）转移可切除者；③结直肠癌切除后一段时间后发现肝转移灶，原发肿瘤局部复发可切除者；④肝转移灶手术切除后复发者，病灶较局限，且无肝外转移也可考虑再次手术切除；⑤肺脏转移灶可行切除的肝外转移。

2.肝转移癌手术时机选择

结直肠癌病例在确诊时 15%～25% 已发生肝转移，对于是否同时行结直肠癌根治术联合肝转移癌切除,至今仍有争议。主张对复杂肝转移癌延期手术切除者认为,延期手术与同期手术生存期无明显差异,延期手术可以有充足的时间进行术前评价,可以降低手术并发症、更精确设计手术方案。Penna 等认为,除结直肠癌根治术中对发现的易切除的转移灶行同时楔形切除外,对其他情况,则采取 2~3 个月后的延期肝切除,因为:①结直肠癌的切口不能获得肝切除的良好暴露;②肠切除相关的腹腔污染会增加腹腔感染和膈下积液的发生;③血管阻断和重大肝切除术后的门静脉高压和血流动力学改变会影响肠吻合的愈合;④肝转移癌的生物学特点可能使同期外科治疗不彻底。

反对者则认为,如不同期切除肝转移癌,随着肝脏病灶的生长将降低手术切除机会。1991 年 Vogt 等报告原发性结直肠癌手术探查时 8.5%~26% 的病人有肝转移,同期行肝转移癌切除术 19 例,其中肝叶切除 11 例,不规则切除 8 例,无手术死亡,中位存活期 28 个月,5 年生存率为 20%。2002 年 Santibanes 等分析同期肝切除的 71 例结直肠癌病人,手术并发症率为 21%,无死亡率,1、3、5 年总生存率和无瘤生存率分别为 88%、45%、38% 和 67%、17%、9%。Weber 等分析 35 例同期结直肠癌和肝转移癌切除和 62 例延期手术,发现两组间住院时间、死亡率相当,1、3、5 年生存率分别为 94%、45%、21% 和 92%、45%、22%。Martin 等对比 240 例联合手术(134 同期、106 延期),发现同期切除者具有并发症少、治疗时间短的优点。但上述两组研究中,同期切除的肝转移灶数量一般较少、肝切除的范围也偏小。因此,如技术上可行,应首选同期手术切除结直肠癌和肝转移灶;对于解剖和技术复杂的肝转移癌,延期手术似更可取。

3.结直肠肝转移癌手术疗效

大量回顾和前瞻性的临床研究都表明,结直肠癌肝转移病人肝切除术后 5 年生存率可达 30%~50%。不同的临床效果与病例选择有很大关系。围手术期死亡率在 0~3% 以内,这与对肝脏解剖和生理认识的提高、麻醉管理的改进和新型手术器械的应用有关。例如术中超声、超声刀和氩气刀的应用,减少了过多正常肝组织的破坏;麻醉管理中适当降低中心静脉压,避免了过去常见的大出血,甚至完全做到不输血肝切除,从而大大减少了并发症和死亡率。

但结直肠癌肝转移切除后 70%～80% 的病人最终会出现复发和转移,肝内与肝外复发转移各占 50%,这是外科治疗失败的主要原因。转移性肝癌切除后的高复发说明即使切除无瘤边缘>1cm,肝内仍可能残留亚临床或微小的转移癌灶。因此,有效的术后辅助化疗必不可少。有学者认为在手术切除肝转移灶同时行植入式肝动脉泵行肝动脉灌注(HAI)化疗、门静脉灌注化疗(PVI)等区域治疗能增强治疗效果,可预防肝内肿瘤复发和改善病人的愈后。Lygidakis 等对随机分组的 40 例一半仅行肝切除,另一半还给予肝动脉免疫化疗,肝切除术后平均生存时间从对照组的 11 个月增加到辅助治疗组的 20 个月(P<0.001)。Lorenz 等对无对照组的 61 例根治性肝切除病人接受 5-FUDR 肝动脉灌注化疗研究发现肝切除后平均生存时间达 36 个月。Okun0 等报告肝病灶切除后应用 IL-2 结合 5-Fu、MMC 的肝动脉免疫化疗对结直肠癌肝转移灶切除术后复发有良好效果,18 例病人平均生存 52 个月,14 例仍生存,5 年生存率达 75%,而同期仅行手术治疗病人 5 年生存率为 30%～40%。但对 HAI 等区域化疗是否能够有效延长生命、减少复发仍存在不小的争论。

4.结直肠癌肝转移的再手术治疗

由于转移性肝癌不像原发性肝癌多伴有肝硬化,手术切除后肝脏再生储备功能良好;约有 10%～15% 病例在结直肠癌肝转移灶切除术后仅发展为孤立肝转移灶或可切除的肝外转移灶。因此,只要符合肝转移癌切除术指征,病人对再次肝切除耐受性好,并可显著延长生存时间。Petrowsky 等分析美国和欧洲 2 所医院的 126 例二次肝切除病例,1、3、5 年生存率分别为 86%、51% 和 34%,19 例至今仍存活。Takahashi 等二次肝切除的 22 例病人 3 年生存率为 49%。1997 年Adam 报道的 243 例结直肠癌肝转移行肝切除的病例中,64 例复发再手术,其中 3 次手术 15 例,4 次手术 4 例,无围手术期死亡,并发症与初次肝切除相比并无增加,3 年和 5 年生存率分别达 60％和 41％,15 例三次手术者 5 年生存率达 47％;而同期 243 例结直肠癌肝转移灶切除患者的 3 年、5 年生存率为 54％和 33％。Oue 报告 21 例肝转移癌术后复发再切除,术后 4 年生存率 43％。1993 年 Vaillant 对 16 例复发性肝转移癌行再次手术(其中 2 例为 3 次手术),2 年、3 年和 5 年生存率分别为 67％、57％和 30％,平均生存期 33 个月。虽然再次肝切除存在手术暴露困难、解剖结构变化、再生肝实质充血质脆等不利因素,手术困难及风险明显增加,但转移性肝癌术后复发的再手术疗效令人鼓舞,20世纪 90 年代以来行再手术的病例逐年增加,甚至再手术者达肝转移癌切除术的 30％。

5.肝肺转移灶的联合切除

肺脏是结直肠癌除肝脏外最常见的转移部位,约占结直肠癌病人的 8.7％～22％。未治疗的肺转移病人 2 年生存率＜10％,有肝、肺同时或异时转移的结直肠癌病人预后更差。故以往存在肝肺转移的结直肠癌被认为是外科禁忌。随着近年手术切除局限性肝脏或肺脏转移后病人生存率的提高,序贯或同时切除肝肺转移灶治疗结直肠癌已逐渐被人们所接受。

1992 年 Smith 等报告 10 例结直肠癌肝肺联合切除术后中位生存时间为 18 个月,5 年生存率达 52％;1994 年 Gough 等报道 9 例病人的中位生存时间为 27 个月。1997 年 Adam 等报道多次肝切除(≥2)联合肺切除病例 12 例,2 例无病存活＞5 年。1998 年 Murato 等报道 30 例行结直肠癌原发病灶切除和肝肺联合切除术(17 例肝切除后行肺切除、12 例行肝肺同时切除、1 例肺切除后行肝切除)的中位生存时间分别为 49 个月(11～149 个月)和 30 个月(7～108 个月),肝肺联合切除术后 1、3、5 年生存率分别达 86.7％、49.3％和 43.8％,无围手术期死亡率,仅 3 例有轻微并发症(胸腔积液、胆漏和切口脂肪坏死)。1999 年 Kabayashik 等对结直肠癌肝肺转移联合切除(同时或异时)的 47 例病人和同期 351 例肺转移切除病人生存分析(P＝0.23)也证实,肺转移不能与其他肝外转移等同当作肝切除预后差的因素。Ike 等报告仅有肺转移者,肺部病灶根治性切除后 5 年生存率达 73％,序贯肝联合切除者 5 年生存率为 50％。Saito 等分析 165 例结直肠癌病人行肺转移病灶根治性切除术后,5、10 年生存率分别达 39.6％和 37.2％,21 例行 2 次或 3 次肺转移癌切除,从第二次肺根治术后的 5 年生存率为 52.1％,肺部手术前有肝切除史的 26 例病人 10 年生存率为 34.1％。

　　肝肺联合切除扩大了转移性结直肠癌的指征。只要能够耐受手术和维持正常肝肺功能需要,可行单/双侧肺部病灶切除,若无肝脏、肺脏以外转移灶,存在肝和(或)肺转移的结直肠癌病人均可以考虑手术切除。可切除的结直肠癌局部复发和符合上述原则的肝肺再转移复发的病人只要条件允许,均可考虑二次或多次手术。手术以解剖结构肝肺叶、段及部分切除为主,应保证足够切缘以免肿瘤残留。加以辅助性治疗有时可提高肝肺联合切除的机会。

　　6.转移性肝癌的延期手术切除

　　对于体积巨大的技术上可以切除、但可能出现肝切除术后肝功能衰竭的结直肠癌肝转移灶,可以先行切除同侧肝脏的选择性门静脉栓塞(PVE)。PVE 后同侧肝脏萎缩,对侧健康肝脏增生,从而可以避免肝衰的发生,提高转移灶二期手术的切除率。若术前 PVE 和肝动脉栓塞化疗联合应用,则既可降低肿瘤负荷、减少术中门静脉癌栓转移机会,又可诱导将来余肝增生,有助于提高多发性肝转移癌手术切除的可行性及安全性,尤其对少数有巨大孤立/局限的转移性肝癌患者效果明显。临床较多采用右门静脉栓塞,左门静脉栓塞后也可满足扩大左肝切除。超声引导下经皮实施 PVE,从健侧肝脏穿刺门静脉分支,为预防栓塞剂返流影响门静脉栓塞效果,可采用带气囊导管阻断门静脉腔后注射含化疗药物的碘油乳剂。PVE 后可有转氨酶、胆红素一过性升高,极少有死亡率报告。PVE 可使肝切除后残余肝实质占全肝体积不足 25％的病人顺利耐受扩大肝切除术。PVE 后实施的肝切除的长期生存率和无 PVE 的肝切除一致(1、3、5 年生存率分别为 81%、67%、40% 和 88%、61%、38%)。PVE 后 24 小时内对侧肝脏肝细胞再生被启动,12~14 小时达到高峰。因此,延期肝切除宜在 PVE 后 3 周~1 个月以后实施,对无肝硬化的病人术前 PEV 可使健侧肝脏体积代偿性增生 40%~60%,存在肝硬化者肝脏增生所需时间长、效果差。

　　临床上肝动脉栓塞后不出现 PVE 类似效果。也有文献报告 HAI 可以缩小肿瘤负荷,部分病人可以获得延期手术机会。Fong 等认为主要是对"可切除"概念认识的偏差引起的。事实上,对予手术经验丰富的外科医师和外科中心,许多"无法切除"病例是"可切除"的。

　　7.影响手术预后的主要因素

　　文献报道许多因素影响结直肠癌肝转移手术治疗的预后,如肝转移灶大小、数目、肝内有无卫星转移灶及有无肝外转移、围手术期癌胚抗原水平、手术方式、切缘距离、术中低血压次数与围手术期输血量等。差的独立预后因子有:肝转移时间(同时)、转移灶数目(≥3)、肿瘤直径(≥8cm)、肝双叶转移、无瘤切缘(<10mm)、肝外转移、肺转移灶数目等。Fong 等对 456 例结直肠癌的肝转移灶切除后的随访发现下列 5 个因素与预后不良有关:①肝脏肿瘤>5cm;②结肠癌和发现肝脏病灶的时间<12 个月;③肝脏病灶数量>4 个;④原发病灶的淋巴结阳性;⑤术前 CEA 水平>200ng/ml。此外,应用冷冻治疗和射频消融技术也可杀灭肝切缘残留癌细胞达到根治目的。随着外科理论、技术和诊断手段的提高,以往认为是手术禁忌的病例也得到了根治性切除和较好的预后。完整切除肝转移灶比肿瘤数目是更重要的独立预后因子,只要能够完整切除肿瘤,切除直至 8 个转移灶和孤立转移灶的生存时间可以相同。经过严格筛选的病例,结直肠癌肝转移肝切除术后 5 年生存率可达到 50% 左右。

【肝移植】

　　肝脏恶性肿瘤是肝移植主要适应证之一,但主要是针对局限于肝脏或肝门部的原发性肝癌、肝内胆管细胞癌。在西方国家治疗肝移植早期,曾经对少量结直肠癌肝转移病例实施过的肝脏移植。1972～1995 年德国 Hannover 医学中心 212 例肝移植中有 4 例结直肠癌肝转移受体(1.9%);解放军总医院完成的 61 例肝移植中也有 1 例结肠癌肝转移受体(1.6%)。但目前国际上已经把结直肠肝转移癌作为肝移植的绝对禁忌证,原因是结直肠癌的肝脏转移依赖血流或淋巴途径,应看作是全身性疾病而不再是局限性的肝脏病灶,多伴有经血流和淋巴引流至其他部位的转移;其次,目前供体短缺越来越严重,放弃良性终末期肝病病人的肝移植机会,有悖社会伦理学。

【肿瘤局部消融治疗】

对大部分结直肠癌肝转移病人而言,即使是局限在肝脏的病灶亦无法实施根治性肝切除术,或因病灶数量众多,或转移灶的解剖部位等原因。对此类肝脏转移癌无法切除的病人,局部消融技术如射频消融(RFA)和冷冻治疗,可以作为消除肿瘤病灶的补救措施。两种技术可以单独应用,也可和手术联合使用,后者指手术将易操作的病灶切除,消融技术则用于无法切除病灶的治疗。联合肿瘤局部消融和切除的方式,冷冻治疗组的 1 年和 2 年生存率分别可以达到 80% 和 60%,中位生存时间从 26～32 个月不等。RFA 治疗的随访时间仍偏短,但 Solbiati 和 De Baere 等的 2 篇文章报道 1 年和 3 年生存率可达到 81% 和 46%。因此,局部肿瘤消融的效果明显优于单独化疗的效果。但尚无足够资料显示局部肿瘤消融可以和手术的效果比拟。

局部消融技术治疗后,治疗部位的肿瘤局部复发率为 5%～30%。局部治疗失败与病灶直径直接相关,当肿瘤直径>4cm 时,复发率增加明显;其他情况下复发以肝脏的其他部位和肝外较多发生。肿瘤局部破坏和化疗联合治疗也可能延长病人的生存时间,Seifert 等报道联合治疗(冷冻+动脉内化疗)的 2 年生存率明显优于单独冷冻治疗(2 年生存率分别为 56% 和 13%)。

1.冷冻治疗

肝脏冷冻治疗包括冻、融两个病理过程。液氮在插入肿瘤的探针内循环流动,靶点区域结冰产生冰球,从而引起局部肿瘤组织的破坏;冷冻治疗对于直径<4cm 的病灶效果比较满意,病灶>4cm 时疗效欠佳。冷冻治疗不适宜经皮操作,需开腹下实施,一般和肝切除联合应用。在排除肝外转移后,对于表浅病变,冷冻探针可以在直视下插入病灶中心治疗;对于深在病变,需要术中超声确定和评估,在超声引导下精确将探针插入病灶中心。为增加肿瘤破坏的强度和冰球的大小,可以对同一病灶实施 2~3 次冻融循环,或者联合阻断入肝血流。

虽然有学者认为肝脏冷冻治疗可以替代外科切除,但通常是在存在≥1 个无法切除的肝转移癌时应用。冷冻治疗可以毁损多发病灶,并且比外科切除挽救更多有活性的肝实质。对于和主要血管关系密切的肿瘤,由于大血管的"冷沉降效应",可削弱局部肿瘤组织的充分冷冻。此时,入肝血流阻断或者肝静脉阻断可以弥补上述缺陷,但毗邻大血管处的肿瘤复发仍是临床医生面临的最大难题。对于手术后切缘显微镜下或者微小肉眼肿瘤阳性的病例,以及病人存在其他严重疾病或者肝功能不全不允许肝切除时,冷冻治疗的优势明显。

文献报道冷冻治疗后的中位生存时间从 18~30 个月不等,但众多研究中同时包括了原发性和继发性肿瘤,因此很难对结直肠癌肝转移治疗效果作结论。对病灶高度局限的病人,通过今后严格对比的前瞻性研究设计,将会对冷冻治疗是否可以比拟手术切除的效果得出科学的结论。

冷冻治疗的并发症包括心律失常、冷冻部位组织破裂引起的肝脏出血、右侧胸腔积液、膈下或肝脏脓肿、胆漏或胆道狭窄、肌红蛋白尿、急性肾衰、冷休克现象(MSOF 和 DIC)。并发症与肿瘤冻融的体积密切相关。预防方法有:冷冻探针部位用明胶海绵压迫可以减少术后的出血,术后应用甘露醇和碳酸氢钠利尿和碱化尿液。术后并发症发生率约 6%~49%,死亡率为 0~8%(平均 1.6%)。

2.射频消融

RFA 是目前认为应用最广的结直肠癌肝转移局部消融技术。早期 RFA 治疗毁损的体积很局限,随着射频消融设备和技术的不断改进,如已经市场化的最大展开直径达 $7\sim9cm$ 的 RITA 集束电极针。该技术可以经皮、术中或者腹腔镜下操作,在超声或 CT 引导下向肿瘤中央插入 RF 电极针。从电极针发出的 RF 能量被周围组织吸收,产生的热量导致局部高温从而引起治疗部位组织的凝固性坏死。术中应用可以采用 Pringle 手法阻断肝脏血流,增加治疗部位的温度和毁损范围。RFA 治疗的目标是获得凝固性坏死病灶,伴以外围 1cm 正常组织的破坏,避免肿瘤组织的残留。

对于较小的病灶,一般单次应用集束电极针即可;而对较大的病灶,多次消融是必要的。最常用的方法是,工作时多针、多点向心性重叠布置,避免遗漏活性肿瘤组织。

与冷冻治疗相比,RFA 最大的优点是并发症发生率低,便于经皮操作,病人耐受性好。并发症包括经皮操作时热损伤邻近脏器(如结肠),RFA 后肝实质坏死后引起的发热反应,一过性的肝脏酶谱升高,肝脓肿相对少见;此外,偶发生肝动脉假性动脉瘤,可引起胆道出血,需要行肝动脉栓塞;文献也有有 RFA 后死亡病例的报道。

新近 Oshowo 等对小宗病例的研究表明,对于结直肠癌的孤立性肝转移灶的 RFA 治疗效果与外科切除一致。RFA 治疗 25 例(中位生存时间 37 个月,3 年生存率 52.6%),外科切除 20 例(分别为 41 个月和 55.4%)。但 RFA 改善结直肠癌肝转移的自然病程以及延长生存的作用,仍需要大宗病例的随机前瞻性研究进一步观察。

【隔离式肝脏灌注】

隔离式肝脏灌注(IHP)最先由 Ausman 于 1961 年提出,直至 1992 年 Lieard 等报告采用 TNF、IFN-γ 和 melphalan 行隔离式肢体灌注治疗黑色素瘤和无法切除的肢体肉瘤,发现其肿瘤完全消失率达 90% 和 100% 的总有效率,明显比单独使用 melphalan 效果佳;该成绩不断被重复,从而坚定了一些学者采用 TNF 和(或)melphalan 的 IHP 临床试验研究。随着 IHP 技术日臻成熟,以及 IHP 最佳化用药的实现,IHP

对局限于肝脏、无法切除的肿瘤治疗已经展现了较好的临床疗效,75%左右的肝脏肿瘤可以完全或部分消退,并为延期手术创造条件。因此,IHP 有望成为今后结直肠癌肝转移治疗的具有重要应用前景的措施之一。

1.IHP 的步骤

IHP 需要在开腹下实施,主要步骤有:

(1)先探查腹腔,存在肝外转移病灶为 IHP 的禁忌证,尤其是腹膜转移者;但对局限性肝门区域的淋巴结病变,完全切除后也可作为 IHP 的适应证。

(2)充分游离肝脏,保证灌注液不回流入体循环:分离肝脏左、右叶和膈肌粘连,从后腹膜广泛分离肾静脉平面到膈肌之间的肝后腔静脉,结扎切断后腹膜的静脉属支和右肾上腺静脉。这些操作是为保证从肝后下腔静脉(IVC)的孤立分支处彻底回收灌注液。同时预防性切除胆囊、肝门脂肪纤维组织,防止灌注液溢漏引起的副损伤。

(3)大隐静脉和腋静脉插管,肝素全身抗凝。

(4)建立外源性静脉-静脉转流(VVB):大隐静脉插管至肾下 IVC、腋静脉插管至上腔静脉,保证 IVC 血液的转流。

(5)门静脉转流:门静脉插管至肠系膜上静脉,导管汇入 VVB 循环,消除门脉血流进入肝脏。

(6)灌注液输入插入胃十二指肠动脉的导管。

(7)夹闭肝总动脉和肝上 IVC。

至此,彻底的肝脏血管分离完成,开始灌注。1 根 Swan-Ganz 导管插入肝实质内的门静脉属支作为电热温度电极,用于观察肝中央的温度;另外 2 根温度电极置于肝脏左、右叶内。1L 灌注液包括血型匹配的红细胞,必要时补充碳酸氢钠使灌注液 pH>7.2。灌注后肝脏冲洗是为了清除肝血管内残留的灌注液、化疗药物和生物制剂。因此,当 IHP 完成后出现的毒性作用主要局限于灌注药剂对肝脏的作用。

2.IHP 治疗方案的选择和临床疗效

IHP 可单独应用 TNF、melphalan 或联合 TNF 和 melphalan,对结直肠癌病人,也可采用单独 melphalan 联合肝动脉灌注化疗(HAI):即 IHP 后 6 周开始,每月应用氟脱氧嘧啶核苷[FUDR,0.2mg/(kg·d)]和亚叶酸[LV,15mg/(m²·d)],持续 14 天。据 1999 年底美国 NCI 外科部批准接受 IHP 治疗的 147 例资料统计,总死亡率为 6%,绝大部分死亡病例发生在临床试验的 I 期,缘于药物毒性损害。但 IHP 治疗中 TNF 和 melphalan 的出现的毒性作用是可逆性的,在应用最大安全的耐受剂量后的 II 期临床试验中,治疗相关的死亡率下降至 4%。IHP 治疗后大部分病人会有肝功能指标一过性的升高,在 7 天内恢复至治疗前水平。TNF 和 melphalan 联合应用的最大安全耐受剂量分别是 TNF 1mg、melphalan 1.5mg/kg。用药剂量过大可引起凝血异常、肾衰和肝小静脉闭塞病(VOD)。

参与 II 期临床试验的 47 例肝脏肿瘤病人(组织起源不限,包括仅局限于肝脏的转移性黑色素瘤、胆管细胞癌、转移性神经内分泌瘤),对联合 TNF 和 melphalan 的 IHP 治疗的总有效率达 75%,中位有效时间为 9 个月,部分病人疗效持续超过 3 年,即使是存在肝内多发病灶(≥20)、巨大肿瘤(直径≥10cm 和病灶占肝脏体积≥50%)。因此,TNF 和 melphalan 联合的 IHP 治疗可使大部分顽固的晚期肝脏转移癌明显消退。

34 例局限于肝脏的转移性结直肠癌病人,对联合 TNF 和 melphalan 的 IHP 治疗的有效率达 77%(中位有效时间 9 个月);单独应用 1.5mg/kgmelphalan 的 19 例结直肠癌肝转移病人,术后接受 FUDR+LV 的 HAI 化疗,74%疗效持续时间更久(中位有效时间 14.5 个月);这些病人病程更晚,50%的肝转移癌对先前一次或多次化疗无效,肿瘤占肝脏体积(中位数)≥20%。2000 年 Vahrmeijer 等报告采用大剂量 melphalan 治疗 24 例结直肠癌肝转移病人,发现总有效率为 29%,3 例死亡。

第五节　大肠癌的卵巢转移

大肠癌或肿瘤细胞主要通过直接种植、淋巴转移和血行转移 3 个途径至卵巢。大肠癌转移至卵巢的报道不一,其发生率为 1.2%～14%。据术中肉眼观察,卵巢转移率为 1.2%～3.6%。根据双侧预防性卵巢切除术后标本的病理观察,卵巢转移率为 6%～8%。其中,Dukes C 期患者转移率高达 17%～18%。也就是说,是盆腔检查发现双侧实质性活动的附件肿块均应考虑到大肠癌卵巢转移的可能。转移性卵巢肿瘤占同期卵巢肿瘤总数的 9.5%～28%,其中有 28.6%～32.3% 的转移性卵巢肿瘤来源于大肠,41% 来自于乙状结肠。卵巢转移肿瘤的患者年龄较原发性卵巢肿瘤的发病年龄轻,平均年龄为 40～43.7 岁,这与卵巢功能旺盛、血运丰富、适于转移肿瘤生长有关。

大肠癌卵巢转移患者可以出现原发肿瘤和(或)转移肿瘤的症状,常见的有腹痛、腹胀、腹腔积液、腹部包块和阴道流血等。大肠癌卵巢转移在术前检出率较低,一般<20%。为了提高诊断率,一方面凡是盆腔检查到双侧实质性活动的附件肿块均应该考虑到该病,如果患者具有大肠癌病史,那么诊断基本可以成立;另一方面,对一切大肠癌患者应该常规检查盆腔,排除转移性肿瘤。

对大肠癌卵巢转移多主张积极手术治疗,术后化疗。对于是否常规行预防性卵巢切除,多数学者认为价值不大,但是对绝经后的患者或已近绝经年龄的患者手术时可考虑一并切除两侧卵巢。此手术简单,且至少可使 2% 的患者避免由于卵巢转移引起症状而需再次手术,还可使有潜在的、肉眼未能发现的卵巢转移患者可望获得根治。对于中、青年女性大肠癌患者,如有以下情况时,应考虑是否一并切除卵巢:①卵巢肉眼检查有异常,疑有转移;②大肠癌已侵及浆膜时(癌细胞有可能脱落种植于卵巢);③手术时病灶较广泛,有淋巴结转移的可能;④盲肠癌患者术时可先切除右侧卵巢,直肠癌、乙状结肠癌可先切除与之相近、邻接的一侧卵巢。术中切除的卵巢宜冷冻病理检查,如发现转移,还应一并做全子宫及对侧附件切除。然而,现有的资料还未能显示预防性双侧卵巢切除可使生存率明显改善的证据。

第六节 大肠癌的术后复发

有 30%～50%的大肠癌患者手术后会局部复发。如果复发的病变局限于一处,积极的局部治疗可望获得较好的结果。

大肠癌复发和转移的可能原因:①手术没有彻底切除肿瘤组织,残留的癌细胞继续增殖,导致复发和转移。②手术时已经存在的转移灶没有被发现,未被清除。例如,转移的淋巴结未发现或者清除不彻底,导致术后转移灶增殖。③晚期患者淋巴结转移较广泛,手术清除难以彻底。④直肠系膜或者直肠周围组织清除不充分,直肠系膜内即使无淋巴结存在也可能隐藏着癌细胞巢,而传统钝性分离的操作,不但使直肠系膜切除不全,而且可以引起癌细胞播散和残留,从而导致局部复发。⑤术中引起癌细胞种植,直肠浆膜面的癌细胞容易脱落进入腹腔,形成种植灶,手术区域、受损腹膜容易出现种植、复发。吻合口的复发可能为术中引起的肠内癌细胞种植引发。⑥大肠癌手术过程中,门静脉内有癌细胞转移,可以导致术后肝转移。⑦手术给机体造成创伤,导致免疫力下降,机体免疫监控丧失或减弱,给残留的癌细胞或者休眠状态的癌细胞复发、转移的机会。大肠癌局部复发的主要治疗方法如下。

1.手术治疗

首先应根据各种结果确定肿瘤的位置及周围脏器的侵犯情况,确定是否具有手术适应证。一般来说,远处转移、腹腔积液、双侧盆腔侵犯是再次手术的禁忌证。单纯的盆腔局部复发、影像学检查提示可以切除者是手术适应证。对于一般情况良好,发生孤立的肝或肺转移,而症状明显,盆腔局部病灶又可以切除者,可试行姑息性转移灶切除。手术方式包括局部切除、区域切除、腹会阴联合切除(APR)、脏器联合切除等。

2.放疗

局部复发病例进行放疗可以获得姑息性疗效。经过治疗后大部分患者的出血和疼痛可以得到控制,但是对其他症状的控制作用非常有限。最恰当的姑息效果剂量为 40～55Gy。但是,症状缓解的时间非常有限,中位有效期为 5 个月。单纯经过放疗治愈疾病的可能很小,一组大宗病例的研究发现,患者的中位生存时间为 14 个月,5 年生存率为 5％。仅有 1/3 的患者在以后的生命过程中盆腔症状控制良好。

手术前辅助治疗,单纯手术切除后再次局部复发率高达 30％～40％,手术前辅助放疗可以降低再次手术后的局部复发率。对于既往未接受放疗者,再次手术前应进行辅助治疗。一般术前放疗的剂量为 50～60Gy。可以同时进行联合化疗,放化疗的联合比单纯采用某一种方法可获得更好的效果。主要优点体现在以下方面:化疗可以增加肿瘤细胞对放疗的敏感性,提高放疗效果;放化疗联合可以缩小肿瘤、降低肿瘤分期,提高根治性手术切除率;术前放化疗可以抑制或杀灭血液循环中的肿瘤细胞,降低远处转移或局部复发的机会。所以,对于局部复发的病例多主张进行 6～8 周的手术前综合治疗,然后再行手术。

3.化疗

晚期肿瘤的化疗可明显延长生存时间和生存质量,是复发转移治疗的主要手段。

第八章　　特殊人群与大肠癌

第一节　青年人大肠癌

一、青年人大肠癌概述

大肠癌是一种常见的恶性肿瘤,我国大肠癌发病率呈上升趋势。近年来,随着生活方式及饮食习惯的改变,我国青年人大肠癌发病趋于年轻化,发病年龄明显前移。有学者收集全国各地报道的 13420 例大肠癌中 30 岁以下者占 12.1%。郧阳医学院附属太和医院 1980～2000年共收治大肠癌 1194 例,其中青年大肠癌 105 例,占同期大肠癌 1194例的 8.8%。青年大肠癌的年龄规定国内外尚无统一标准。O'Connell等总结国外青年大肠癌(<40 岁)占大肠癌发病率的 6%。莫善兢报道国内青年大肠癌(<30 岁)占大肠癌发病率的 8.7%～15.6%。显然同年龄组发病率国内远高于国外。青年人大肠癌发病率低,但侵袭性强,恶性程度高,往往因警惕性不高和对其临床特点认识不足导致误诊而影响治疗效果。青年人大肠癌常呈隐匿性生长,病人可相当长时期无任何症状,一旦出现症状已非早期。因此,年轻人出现便血、慢性腹泻、贫血、腹痛等症状时,应警惕大肠癌的可能,尽早进行有关检查。

青年人大肠癌患者的组织学分型多为分化较差的腺癌或黏液癌,恶性程度高,病变进展快,Dukes C 期和 D 期占 67.7%,明显高于同期中老年人(41.4%)。往往在呈增生性生长前已先有肠壁内浸润甚至转移。

青年人大肠癌患者的临床特点:症状不典型,呈隐匿性生长。便血或黏液样便最常见,其次为排便习惯改变、腹痛和腹胀、腹泻、肠梗阻、消瘦乏力和腹部包块等。好发部位为乙状结肠和直肠,尤以腹膜返折以下部位多见(40.9%)。病理以黏液腺癌、印戒细胞癌、低分化和未分化腺癌为多,共占67.6%。Dukes 分期 C、D 期多见,占78.1%。易发生误诊、漏诊,误诊率74.2%。早期诊断困难,手术根治率低,根治性手术根治率为40.0%。病程进展快,预后差,根治手术组3年生存率45.2%,5年生存率21.4%;姑息手术组3年生存率14.7%,5年生存率2.9%,捷径吻合或结肠造瘘组多在3~6个月内死于广泛转移或全身衰竭。

青年人大肠癌误诊率很高,原因如下:

1.青年人大肠癌的直肠刺激症状,如腹泻、便频、便血、里急后重等缺乏特异性,易与结肠炎、痢疾、痔等疾病相混淆。在遇到上述患者,尤其经2周治疗后无好转者,应想到大肠癌的可能。

2.患者因缺乏卫生知识、经济紧张等因素而延误诊治,医生过分强调年龄因素,认为大肠癌在35岁以下少见。

3.青年人大肠癌发病率低,缺乏典型症状及体征,早期表现不明显,加之青年人耐受力强,对轻度不适反应差,因而不被患者、家属及医生所重视。

4.部分患者同时患有大肠良性疾病,而医生责任心不强,未作进一步检查,对某些辅助检查的重要性认识不足。

掌握青年人大肠癌的病理特点,充分认识到青年人大肠癌早期诊断的重要性,30岁以下的青年人大肠癌中黏液腺癌占46.4%。青年人大肠癌淋巴结无转移者,根治切除术后5年、10年的生存率分别为81.95%、73.74%,而一旦有淋巴结转移时,根治切除术后5年、10年的生存率仅为24.12%、22.22%。由此显示,青年人大肠癌恶性程度相对较高,分化较差,肿瘤生长速度快,病人病情发展快,易发生早期转移和扩散,一旦转移,预后较差。但是,青年人大肠癌若能早期发现、早期诊断,治疗效果也是较好的。因此,青年人大肠癌的早期诊断显得特别重要。

　　提高早期诊断率的途径。青年人大肠癌有增加的趋势。因其临床症状的不典型性,病程的隐匿性及早期表现不明显等特点,给诊断带来不少困难。因此提高青年人大肠癌的早期诊断率,使其得到早期治疗至关重要。应加强防癌教育,纠正青年人不易患大肠癌的偏见,对高发人群特别是大肠癌患者的家庭成员应高度重视。增强医生的责任感,要详细询问病史,全面体检,有疑点时必须深究。必要时应行相关的辅助检查如内窥镜、B超、气钡X线灌肠、CT及大便隐血、癌胚抗原等检查,以杜绝误诊、漏诊的发生。注意鉴别,防止漏诊,要仔细与其他肠道良性疾病进行鉴别。行腹部手术时应常规探查大肠的各个部位,所取标本应常规送病理检查。必须加强对大肠癌前期病变的处理,特别是家族性多发腺瘤病、大肠腺瘤等疾病应早期处理。

　　青年人大肠癌的治疗与中老年人大肠癌相似,仍以手术治疗为主,但由于青年人大肠癌患者确诊时多数为中晚期病例,根治率低,部分患者仅能行姑息性切除、造瘘或单纯探查。不能行根治性手术的原因是:结肠癌主要由于腹膜广泛种植播散,而直肠癌则主要为肿瘤在盆腔内广泛浸润。对于后者,若能辅以术前、术中放疗,则可能提高手术切除率,术后定期化疗,并加强随访。

　　青年人大肠癌预后差,术后1年生存率不足50％,5年生存率仅占3.8％,而同期中老年人大肠癌患者术后1年生存率和5年生存率分别为87％和35％。其预后差的主要因素为肿瘤组织的低分化性和明确诊断的滞后性。

　　由于肿瘤分化程度差,病变进展快,早期诊断困难,根治性手术比例较低,多数情况下仅能依靠姑息性切除或造瘘、捷径吻合口以缓解病情,延长生命。因此,目前条件下,青年人大肠癌患者的早期诊断和尽可能的采取以根治性手术为主的综合治疗仍是提高生存率的关键。

二、青年人大肠癌的特点分析及其提示

（一）青年人大肠癌特点

1.早期诊断率低,误诊率高。据有学者统计报告 32 例青年人大肠癌仅 4 例为早期大肠癌,余皆为中晚期,入院前有 10 例误诊为其他疾病,误诊率 31.25%,文献报告为 34.4%。

2.病程短,预后差。从出现症状到确诊,病程在 6 个月内占 65.62%。4 例行姑息手术及 3 例仅行剖腹探查的晚期患者均在 1 年内死亡,而根治术 5 年生存率为 45.83%。因此,提高青年人大肠癌生存率的关键在于及早诊断,尽量行根治手术,即使姑息性切除的生存率也高于未手术者。

3.发病率低。占同期大肠癌的 12.1%。另外,发病率随年龄增长而增长。

4.转移早,手术切除率低。该组均行手术治疗,因癌肿蔓延邻近器官及淋巴转移者 8 例,仅 24 例行根治性手术,切除率低于中老年人大肠癌。

5.直肠癌最多见,组织学类型以黏液腺癌及低分化腺癌为主,占 81.25%,其中黏液腺癌所占比例高于中老年患者。

（二）提示

青年人大肠癌由于其临床和病理的特殊性,早期发现、早期诊断青年人大肠癌依然是临床上的一个重大课题。今后应加强对青年人防癌抗癌知识的宣传,特别是大肠癌卫生知识的宣传和普及,促使青年患者发现症状及早就医;提高临床医师对青年人大肠癌的认识和警惕,减少其误诊和漏诊;强化临床医师对大肠癌高危人群的认识,重视从高危人群中筛选出早期大肠癌;重视直肠指诊和纤维结肠镜检查,提高青年人大肠癌的早期诊断率。争取做到对青年人大肠癌早期发现、早期确诊,尽早手术,提高青年人大肠癌患者的生存期和生存质量。

三、提高青年人大肠癌的早期诊断率

青年人大肠癌早期诊断较为困难,其主要原因有:

1.青年人大肠癌恶性程度高,转移早而且广泛,确诊时多已属晚期。

2.临床上对青年人大肠癌认识不足,重视不够。一般过分强调大肠癌的好发年龄在 40 岁以上,无论是临床医生还是年轻患者本人都容易产生大意心理,而忽略进一步的检查,以至于失去早期诊断机会。

3.疏于直肠指诊及肠镜检查。大肠癌中多数属于直肠癌,而直肠癌中有 80％以上可通过直肠指检提示诊断,一组研究中 33 例直肠癌占大肠癌的 50.8％,而初诊做过直肠指诊者仅 6 例,占 18.2％,应该避免因医生警惕性不高而延误诊断。

提高对青年人大肠癌的警惕,重视直肠指诊和纤维结肠镜检查,是减少误诊、漏诊,提高早期诊断的关键。国内文献报道,由医生未做直肠指诊造成的误诊可达 87.5％～90％。癌肿距肛门缘 8cm 以内的直肠癌大约占 1/3,进行直肠指诊,可以避免较低部位直肠癌的误诊、漏诊。凡出现便血、腹泻、腹痛、大便变细、腹部肿块、肛门坠胀、里急后重等症状者,均应常规肛诊,若仍不能确诊者,一定要做纤维结肠镜检查。结肠镜检查是提高大肠癌早期诊断率的有效办法。因此,临床上凡有血便的病人或者大便潜血持续阳性的病人或者有慢性腹泻等其他肠道症状者,必须及时做直肠指诊,常规进行纤维结肠镜检查。这是早期发现、早期诊断青年人大肠癌的关键。

提高对大肠癌高危人群的认识,重视从高危人群中筛选出早期大肠癌病人,青年人大肠癌晚期症状比较明显,但早期少有症状,所以临床医师必须高度重视从高危人群中筛选早期大肠癌病人。莫善兢提出的高危人群包括:①30～40 岁以上有消化道症状者;②有大肠癌病史者;③有大肠癌前疾病,如腺瘤、溃疡性结肠炎、血吸虫病者;④有癌症家族史,家族性息肉病、遗传性结肠病者;⑤有盆腔放疗史者;⑥有胆囊或阑尾切除史者。筛选的主要方法有直肠指诊、大便潜血试验、纤维结肠镜检查。因此,临床医师必须提高对大肠癌高危人群的认识,高度重视从高危人群中筛选出早期大肠癌。

　　加强防癌抗癌卫生知识的宣传,促使青年人发现症状及早就医,提高临床医师对青年人大肠癌的认识和重视。中晚期大肠癌临床症状较为明显,一般诊断不难,但在早期由于症状不典型,尤其是体质较好的青年患者,虽然反复腹泻或脓血便而未能引起重视,往往被误认为一般胃肠疾患或慢性细菌性痢疾或痔疮出血,忽视了大肠癌的可能而延误早期诊断。因此,临床医师一旦发现青年人出现便血、大便习惯改变、慢性腹泻、不明原因的贫血、消瘦、腹痛、大便变形等症状时,应立即做直肠指诊和纤维结肠镜检查,争取早期确诊和治疗。

　　总之,早期诊断措施如下:①开展大肠癌科普宣传,尤其是在农村青年中展开;②30 岁以前的患者若有大便习惯、性状改变、腹痛、腹胀,不要仅满足于肠炎、痔疮、阑尾炎、胆囊炎、胆囊切除术后综合征、粘连性肠梗阻等诊断;③重视直肠指诊。指诊可以使 50％以上的大肠癌得到诊断。④病变活检要取材适当,多点取材,病理诊断与临床不符时,要重复取材。

四、青年人大肠癌的治疗及预后

　　青年人大肠癌临床症状不典型,误诊率高,病程短,确诊晚,恶性程度高,预后差。普及大肠癌知识.医患双方加强青年大肠癌的认识,减少误诊漏诊,早期诊断,积极的根治手术、综合治疗是提高青年大肠癌生存率的关键。

　　青年人大肠癌恶性程度高,手术根治率低。莫善兢认为,青年大肠癌若能在淋巴结尚未转移时治疗,术后 5 年生存率为 81.9％;若发生淋巴结转移,则 5 年生存率仅为 21.8％。Okunno 等认为,积极严格的扩大根治术可以提高 5 年生存率。特别是低位直肠癌的保肛既要考虑肿瘤距肛缘距离,又要重视肿瘤占据肠腔周径、病理分化程度、直肠周围有无浸润、与盆壁有无固定等因素,严格掌握指证,不能因为患者年轻而放松保肛指证。青年大肠癌若致肠梗阻,极少合并其他脏器病变,手术耐受力强,充分术前准备,术中肠道灌洗,术后定期扩肛,合理使用抗生素,可以Ⅰ期切除吻合。青年大肠癌无论行根治术还是姑息手术有条件都应接受综合治疗,术前、术后放化疗以及门静脉插管化疗,有1例直肠癌并卵巢转移患者经综合治疗生存期达5年3个月。

国内青年人大肠癌术后5年生存率比国外高,国外报道30岁以下青年人大肠癌术后5年生存率为16.7%～17.8%,国内青年人大肠癌根治性切除率为35%～55%,根治性切除术后5年生存率为38%～71%,能否行手术根治对生存期有根本影响。

青年人大肠癌的预后比中老年人差,因为青年人大肠癌分化差,浸润范围广,淋巴转移率高,且印戒细胞癌、浸润性肿瘤的边界、肿瘤浸润肠壁的范围、原发性肿瘤侵袭性分级可以影响青年人大肠癌的侵袭性及潜在转移能力,在Dukes B期的青年人大肠癌中,血管浸润往往意味着预后不良。

总之,青年人人大癌病理分期以(C＋D)期为主,表明病人就诊时间晚,且恶性程度高,手术根治率及术后生存率低。因此,如何使病人早期就诊、早期诊断,提高手术根治率是提高其生存率的一个重要途径。

第二节　老年人大肠癌

大肠癌是老年人常见的恶性肿瘤,发病率近年来有明显升高趋势,占同期总发病率的28.7%～32.2%。这可能与年龄的增长,人们生活质量逐渐提高,人均寿命延长以及结肠镜检查的普及有关。临床上早期症状不明显,常易造成误诊。因此,临床医师必须提高对老年人大肠癌的认识,以提高早期发现、早期诊断的水平,减少老年人大肠癌的误诊。

一、重视直肠指诊与结肠镜检查，是减少误诊、提高早期诊断的关键

凡有血便或大便潜血持续阳性或有其他肠道症状者，必须及时做直肠指诊，常规进行结肠镜检查。进行直肠指诊，可以避免较低部位直肠癌的误诊。凡出现便血、腹泻、腹痛、大便变细、腹部肿块、肛门坠胀、里急后重等症状者均应常规肛诊，若仍不能确诊者一定要做纤维结肠镜检，因结肠镜检既能确定其病变的部位、大小，又能进行活体组织检查以明确病理类型，同时还可以提示病灶侵犯范围或多原发灶之可能。

二、提高对大肠癌高危人群的认识，重视从高危人群中筛选大肠癌病人

资料提示老年人大肠癌晚期症状比较明显，但早期无明显症状，所以，临床医师必须高度重视从高危人群中筛选大肠癌病人。有学者提出高危人群包括：①高脂肪、低纤维素膳食者；②年龄＞40 岁；③大肠腺瘤患者；④有大肠癌病史；家族性大肠息肉综合征；⑥第一血缘亲属中有大肠癌者；⑦有血吸虫病者；⑧有非特异性炎症性肠病，特别是 10 年以上病史者（包括溃疡性结肠炎和克隆氏病）。还有学者提出的高危人群还包括：①盆腔接受过放射治疗者；②乳腺癌患者；③大肠癌高发区域的成人。此外，膀胱癌病史者、妇科癌肿患者，也应列为筛选对象。筛选的主要方法有直肠指诊、大便潜血试验和结肠镜检查。

三、加强防癌抗癌卫生知识的宣传，促使老年患者发现症状及早就医

老年人自我保护意识相对淡漠，防癌抗癌知识缺乏，常易导致延误早期诊断。我们建议有条件的地方，在对 60 岁以上老年人的健康体检中，增加肠道疾病普查的项目，如大便常规、大便潜血试验，发现可疑病人及时进行结肠镜检查，以争取早期确诊。

四、掌握老年人大肠癌的病理特点，强化临床医师在这方面的概念

多数学者认为，老年人大肠癌中一般性腺癌所占的比例明显高于青年组，而黏液腺癌则明显低于青年组。正因为老年人大肠癌恶性程度相对较低，分化相对较好，加之老年人新陈代谢慢、肿瘤生长速度也慢，不像青年人易在早期转移和扩散，所以病程相对较长，这些都是进行手术的有利因素。而且根据临床实践经验，无并发症的老年人大肠癌手术死亡率并不明显高于青壮年组。因此，老年人大肠癌只要早期确诊，尽早手术，其预后也是令人满意的。

因此，今后应加强对老年人防癌抗癌知识的宣传，促使及早就医，临床医师应提高对老年人大肠癌的警惕，提高对大肠癌高危人群的认识，熟悉老年人大肠癌的病理特点，重视直肠指诊和结肠镜检查，减少老年人大肠癌的误诊，争取早期确诊，尽早手术，提高老年人大肠癌的生存期和生存质量。

第九章　其他大肠癌

第一节　多原发大肠癌

由于大肠腺瘤具多发倾向,因此由腺瘤癌变而来的大肠癌也具多原发的特点。文献报道,2%~9%的大肠瘤患者为多原发大肠癌。

一、概念与分类

多原发大肠癌可同时发生,也可不同时发生。一般将几个原发癌于同一时间诊断,或诊断间隔时间在6个月之内者称为同时多原发大肠癌。几个癌的诊断时间相隔6个月以上时,则称为异时多原发大肠癌。但如今文献中对同时、异时原发大肠癌的划分意见尚不一致,其间隔时间的标准变化于3个月至3年之间。

大肠多原发肿瘤主要包括以下几种情况:①大肠癌合并大肠腺瘤,包括大肠癌合并同时性大肠腺瘤、大肠癌合并异时性大肠腺瘤。②多原发大肠癌,包括同时性多原发大肠癌、异时性多原发大肠癌。③大肠癌合并其他器官原发性恶性肿瘤。以上几种情况也可能同时发生在同一个患者身上。如同时多原发大肠癌患者可合并同时性大肠腺瘤,大肠癌合并同时性大肠腺瘤的患者将来也可能发生异时性多原发大肠癌。大肠癌和大肠腺瘤关系密切,大肠癌合并同时性或异时性大肠腺瘤为临床常见现象,其发生率平均为30%左右。

二、同时多原发大肠癌

文献中报道同时多原发大肠癌的发生率为 1.4%～8%。如对其缺乏认识，则可能发生剖腹手术切除了一处大肠癌而将同时存在的另一处癌灶，甚至数处癌灶遗留腹内的情况。术前纤维结肠镜检查有助于避免此类漏诊的发生。Reilly、Pagana、Carlssan 分别对大肠癌患者以纤维结肠镜做术前检查，同时多原发大肠癌的发现率分别为 7.6%、7.2%、2%。此外，有 27%～29% 的患者除癌以外，还另有腺瘤存在。复旦大学附属肿瘤医院分析 1956～1982 年根治性切除的 949 例大肠癌患者，仅发现 13 例（1.4%）同时患 2～3 处多原发大肠癌。但 1992～1993 年手术的 640 例大肠癌患者中则发现 23 例同时患 2～9 处多原发大肠癌（共 59 个癌灶），占 3.9%。发现率的增加主要与对大肠癌多原发倾向的重视，以及术前纤维结肠镜检查的开展有关。术前纤维结肠镜检查时，镜头通过癌灶所在的肠段常有困难。据 Reilly 的经验，早期大肠癌中约 25%、较晚期大肠癌中约 60% 无法观察病灶近侧肠段内有无其他病灶存在。因此如术前未曾做过纤维结肠镜检查，或虽已做过但镜头未能通过病灶肠段者，皆应在术后 2 个月左右做肠镜检查，以免遗漏病灶，耽误治疗。

三、异时多原发大肠癌

大肠癌根治性切除术后 5 年生存率为 50% 左右。不少患者长期生存，其大肠黏膜在致癌因子作用下可再诱发异时大肠癌。文献中报道，异时大肠癌的发生率为 1.6%～8%。发生率的高低与随访中是否定期行肠镜检查及随访年份的长短等有关。StMark 医院对 3381 例大肠癌术后随访发现，10 年内异时多原发癌发生率为 0.7%，但 20 年时上升到 3%，其中初次大肠癌手术时另有腺瘤者术后 20 年时异时多原发大肠癌的发生率为 5%。Cali 等对 5476 例大肠癌 20 年随访发现，术后再患异时多原发大肠癌的概率平均为每年 0.35%，术后 18 年时共有 6.3%

的患者发生异时多原发大肠癌。首次癌至异时癌的间隔时间最长为 18
年,平均为 7 年。Luchtefeld 报道的异时癌中有 2/3 发生于首次癌术后
11 年。Yamazaki 等发现,首次大肠癌手术时有同时多发大肠癌或同时
另伴大肠腺瘤的 183 例患者平均随访 53 个月,有 13.7％发生异时多原
发大肠癌;而同一时期首次大肠癌手术时仅有一癌且不另伴腺瘤的 101
例患者随访中有 4.95％发生异时多原发大肠癌($P < 0.05$)。Bulow 发
现,40 岁以前患大肠癌者有 30％将发生异时多原发大肠癌。

　　为了及时发现异时多原发大肠癌,患者术后宜每年肠镜检查 1 次
(由于异时多原发大肠瘤中有 50％以上位于右半结肠,故应做纤维全结
肠镜检查),3 年中无异常发现者可改为每 2～3 年检查 1 次,直至终身。
复旦大学附属肿瘤医院的研究发现,在大肠癌术后无症状的患者中以
肠镜随访检查时,异时多原发大肠癌的检出率为 5.8％,其中 66％淋巴
结尚未转移。但如只在患者出现便血等症状时再做肠镜检查,则异时
多原发大肠癌检出率为 12.4％,但其中 63％已有淋巴结转移。术后肠
镜检查还可检出腺瘤并予以摘除,可望减少和预防异时癌的发生。Cali
在美国 Nebraska 的研究发现,1980 年以后手术的大肠癌患者术后患异
时多原发大肠癌的累积发病率比 1980 年前手术的患者低 1 倍(P＝
0.04)。认为可能与 1980 年以后开展术前、术后肠镜检查,摘除癌前病变
腺瘤有关。

四、治疗

　　同时多原发大肠癌的根治性切除率与单发癌相差不大。复旦大学
附属肿瘤医院 1958～1982 年的数据显示,同时多原发大肠癌的根治性
切除率为 68％,而同期大肠癌的总体根治性切除率为 68.5％。同时多
原发大肠癌的手术范围应在综合考虑多个因素后作出决定。这些因素
包括年龄、肿瘤(包括伴存的腺瘤)的数目、大小、部位、肿瘤之间的距
离、肿瘤的病理学类型、病期的早晚、肠段的血供等。关于全大肠切除
和次全大肠切除(保留部分直肠)这些扩大的根治性手术的必要性尚存

在很大争议。主张对同时多原发大肠癌行次全大肠切除甚至全大肠切除的学者的理由是,防止多原发癌的漏治,避免异时癌的发生,可免去内镜的监测随访。但这种兼具治疗性和预防性的手术术后患者生活质量有较大程度的降低,因此限制了这些手术的开展。许多学者质疑这类手术的必要性。

学者认为只要能够切除所有的肿瘤并对每一个肿瘤都做到根治性的要求,保留一定长度结肠的根治性手术完全可以获得和次全大肠切除或全大肠切除同样的疗效,而术后生活质量明显提高。但需要术后定期的肠镜随访,及早发现和治疗新发腺瘤,可以在一定程度上减少异时癌的发生。即使发生了异时癌,再次手术也能够取得令人满意的结果。当然,在某些情况下,次全大肠切除和全大肠切除也是必要的。

具体的手术方式选择如下:①多原发癌位于相邻肠段,可以主癌灶为主适当扩大切除范围,力求使各个肿瘤都达到单发癌的根治性手术要求。②多原发癌相距甚远,且只有2个,可根据具体情况选择各自按照单发癌的根治性手术规范切除,或选择次全大肠切除或全大肠切除。③多原发癌超过2个,且相距甚远,原则上应行次全大肠切除或全大肠切除。④多原发癌伴多发散在腺瘤,视腺瘤的多少和分布,尽量使多原发癌按照根治术要求切除,并且能够同时切除腺瘤,小的腺瘤可以考虑结合纤维结肠镜摘除。如果腺瘤为数较多,分散于各个距离较远的肠段,且直径较大,年龄较轻,无法经纤维结肠镜切除,可行次全大肠切除或全大肠切除。⑤若患者有大肠癌家族史,特别是HNPCC患者,倾向于行次全大肠切除或全大肠切除。

异时多原发癌多数仍可以行手术治疗。国外有报道其根治性切除率达61%。国内报道一组31例异时多原发大肠癌的根治性切除率达72.4%。异时多原发大肠癌的手术原则和首发癌相同,力求行根治性切除,必要时可行次全大肠切除或全大肠切除,例如对于2次发病的间隔时间较短的HNPCC异时癌患者。但再次手术由于腹腔粘连以及正常解剖结构的破坏,手术的难度往往较大。手术者术前应有充分的心理准备,并让患者做好细致的术前准备,以减少手术风险和术后并发症的发生。

基于多原发大肠癌和腺瘤的密切相关性,及时发现新发腺瘤并予以摘除是预防多原发大肠癌发生的重要途径,而兼具诊断和治疗功能的纤维结肠镜则是预防多原发大肠癌的重要手段。

五、预后

多原发大肠癌根治性切除术后的 5 年生存率并不比单个大肠癌差。Rau 报道的 116 例中,患 2 只大肠癌者根治切除后 5 年生存率为66％,患 3 只或更多大肠癌者为 64％。发现生存率只与病期相关,而与癌灶数目无关。Bama 报道,同时、异时多原发大肠癌术后 5 年生存率分别为 46.3％、77％。有文献报道,同时、异时多原发大肠癌根治切除术后 5 年生存率分别为 60％、90％。此处报道的异时多原发大肠癌 5 年生存率较高可能与术后注意肠镜检查,异时癌检出较早期有关。

第二节　遗传性非息肉病性大肠癌

遗传性非息肉病性结直肠癌(HNPCC)是一种常染色体显性遗传的综合征,占总的结直肠癌的 1％～6％。具有发病年龄早(平均发病年龄 46 岁)、近侧大肠癌多见(70％)、同时或异时多原发大肠癌发生率高(35％)、家族成员肠内外恶性肿瘤(包括结直肠癌、卵巢癌、胰腺癌、乳腺癌、胆管癌、子宫内膜癌、胃癌、泌尿生殖系统癌和小肠癌)发生率高等特征。HNPCC 又被称为 Lynch 综合征,并依据有无肠外肿瘤分为Lynch Ⅰ 型(无肠外肿瘤)和 Lynch Ⅱ 型(有肠外肿瘤)。

一、临床特征

HNPCC 在临床上有不同于散发性大肠癌的特有表现,对该病的诊断和治疗具有指导意义。

1.结直肠病变

HNPCC 患者发生大肠癌年龄较散发性大肠癌早 20 岁,中位确诊年龄为 45 岁。约 70% 的大肠癌发生于近端结肠。

HNPCC 患者同时或异时多原发大肠癌发生率高。Lynch 等报道,分别有 18% 和 24% 的患者发生同时和异时大肠癌。第 1 次癌切除后 10 年内再发生大肠癌的机会达 40%~45%。复旦大学附属肿瘤医院报道,HNPCC 患者同时和异时大肠癌发生率为 19.5%。因此,对 HNPCC 家族中已患大肠癌者,主张行结肠次全切除术,不仅可减少同时和异时大肠癌发生机会,且能简化日后结肠镜检查。根据国际 HNPCC 合作小组的资料,接受结肠切除术后,仍约有 11% 的患者再次发生直肠癌,发病时间平均为术后 158 个月。可见结肠切除术后定期直肠镜检查极其重要。

组织病理学上 90% 以上 HNPCC 肿瘤为二倍体或近似二倍体。肿瘤多呈外向型、膨胀型生长,分化差,尤以黏液腺癌、印戒细胞癌常见,肿瘤组织中常有多量淋巴细胞浸润和 Crohn 样反应。与散发性患者相比,HNPCC 患者的腺瘤发生早、多含有更多绒毛结构和不典型增生,癌变速度更快。

2.肠外病变

肠外恶性肿瘤如子宫内膜癌、卵巢癌、胃癌、小肠癌、肝胆癌、胰腺癌、泌尿系统癌、乳腺癌和皮肤肿瘤在 HNPCC 家族成员中发病率高,发生年龄较普通人群早 20 年以上,以子宫内膜癌最常见。Watson 等对 86 个 HNPCC 家族中 1018 位女性的研究发现,在 40~60 岁年龄段,子宫内膜癌的年发生率为 1%。Aarnio 等报道,HNPCC 家族中女性成员发生子宫内膜癌的累计危险度为 43%。因此建议对女性 HNPCC 患者,尤其是已育或已绝经者,应考虑行预防性子宫及附件切除术。复旦大学附属肿瘤医院对 41 个 HNPCC 家族的调查发现,其女性家族成员在 0~80 岁发生子宫内膜癌的累计危险度为 29.6%,且大多数发病在 50~80 岁年龄段。

3.预后及化疗敏感性

多组研究发现与同病期患者相比 HNPCC 患者较散发性大肠癌生存率高。Sankila 等对芬兰的人口普查研究显示,HNPCC 患者 5 年生存率达 65%,而散发性大肠癌为 40%。推测原因可能与肿瘤具有显著的局部淋巴细胞浸润和 Crohn's 样反应有关。

体外实验表明,MMR 基因缺陷的肿瘤细胞株对一些常用化疗药如 5-Fu、DDP、氮芥等耐药,对 γ 线敏感。提示 HNPCC 患者需要不同的辅助治疗手段。

二、诊断

1991 年,国际 HNPCC 合作小组建立了临床诊断 HNPCC 的 Amsterdam 标准:①3 个以上亲属患有病理检查证实的大肠癌,其中 1 人为另两人的一级亲属;②连续两代人受累;③其中 1 人以上发病年龄<50 岁;④除外家族性腺瘤病。

然而 Amsterdam 标准强调特异性,因而作为一个临床标准过于严格,存在许多缺陷:①没有认识到子宫内膜癌及其他肠外恶性肿瘤对诊断的价值,部分 HNPCC 患者可能因此而漏诊;②无法发现新突变的新发病例;③对小家庭和家族史不详者因无法达到足够病例数而漏诊;④可能错误地将由于生活方式或地理环境因素造成的好发大肠癌的家族诊断为 HNPCC。为了弥补这些缺陷,一些国家或机构制定了不同的 HNPCC 诊断标准。例如,日本 HNPCC 诊断标准包括:①一级亲属 3 个以上患大肠癌。②一级亲属两个以上患大肠癌,以及符合以下任何一条,发病年龄<50 岁;右半结肠癌。③同时或异时多原发大肠癌和(或)肠外肿瘤。

1998 年,国际 HNPCC 合作小组对 Amsterdam 标准作了修改,保留原标准为标准Ⅰ,修改后的标准为标准Ⅱ。具体内容如下:①亲属中 3 个以上患有病理检查证实的 HNPCC 相关肿瘤(包括结直肠癌、子宫内膜癌、小肠癌、输尿管癌/肾盂癌),其中 1 人为另两人的一级亲属;

②肿瘤累及连续的两代人;③其中至少 1 人发病年龄<50 岁;④除外家族性腺瘤病。Syngal 报道,Amsterdam 标准Ⅰ的敏感性和特异性分别为 61% 和 67%;Amsterdam 标准Ⅱ的敏感性和特异性分别为 78% 和 61%。

Amsterdam 标准Ⅱ提高了部分肠外肿瘤在 HNPCC 诊断中的价值,但该标准未顾及中国等亚洲国家 HNPCC 肿瘤的发病状况,可能不完全适合中国 HNPCC 的发现及诊断要求。因此,建立符合我国 HNPCC 发病状况的诊断标准,不仅是大肠癌临床工作的迫切需要,也是 HNPCC 分子生物学研究的重要基础。

由于 90% 以上 HNPCC 患者的肿瘤存在微卫星不稳,可通过基因学检查确诊疑似患者是否为 HNPCC 患者,国际 HNPCC 合作小组制定了 Bethesda 指导标准,符合标准的患者建议检测其肿瘤是否存在微卫星不稳,以便为进一步基因检查提供依据。在美国有 15%～20% 的结直肠癌患者符合此标准。

三、患者及其家庭成员的疾病监控

1.结直肠检查

如前所述,HNPCC 患者的腺瘤和癌灶多发生于脾曲以上的近端结肠,20 岁起发生结直肠癌的危险性开始增加,45 岁时明显增高,至 60 岁时,57%～80% 的患者将发生结直肠癌。定期纤维肠镜检查整个结直肠是有效的监控手段,仅行乙状结肠镜检查是不够的。

由于癌变可能发生于肠镜下不明显的平坦病灶并且进展迅速,因此 HNPCC 患者肠镜检查的间隔时间应较一般人群短。进一步考虑到 HNPCC 患者 5 年生存率高于散发性大肠癌患者,因此肠镜检查可能使 HNPCC 患者受益更多。Jarvinen 等人比较了对 HNPCC 家族长期行结直肠癌筛查的效果,发现每 3 年行肠镜同时摘除所发现腺瘤的 HNPCC 家族结直肠癌的发生率为 6%,并且无结直肠癌死亡;而未筛查组结直肠癌发生率为 16%,19 例发生肠癌患者中有 9 例因此死亡。

目前,多数学者建议对 HNPCC 家族成员主张自 25 岁起,每 1~3 年做 1 次肠镜检查,但是否应行预防性结肠次全切除尚有争议。Syngal 分析了定期肠镜检查和选择预防性结肠切除术两种预防肠癌模式对 HNPCC 患者死亡率和生活质量的影响,发现 HNPCC 患者一生中发生结直肠癌的累计危险度为 88.2%。定期肠镜检查能使累计危险度降至 52%,而肠镜检查死亡率仅为 0.02%。虽然,行预防性结肠切除术者较定期肠镜检查者平均寿命延长 2.1 年,但当分析中加入生活质量评估后,定期肠镜检查成为预防肠癌的最佳模式。

2.基因诊断

HNPCC 诊断的确立以往大多通过获得尽可能详尽的家族史,但得到客观准确的记录往往很困难,而且小家庭限制了信息的获得。通过分子生物学方法识别患者 MMR 基因缺陷,使准确诊断 HNPCC 成为可能。对缺乏家族史但高度怀疑为 HNPCC 的患者,若通过检测发现有 MMR 基因缺陷,就能确诊为 HNPCC,进而对其家属进行筛查和干预。

目前,多将 MIN 分析和免疫组织化学方法检测错配修复基因 hM-LHl 和 hMSH2 的蛋白表达作为进行 MMR 基因突变检测前的初步筛查手段,随后再通过 DNA 连锁分析或直接 DNA 测序等方法进行 MMR 基因突变分析。

四、治疗与随访

在临床收治大肠癌时,应认真了解其家族癌症史。在诊治 HNPCC 患者时,还有责任告知他们的一级亲属(包括兄弟姐妹、子女,也包括甚至年龄在 70 岁以上的父母),让其充分了解他们属于患大肠癌危险性最大的高危人群。HNPCC Ⅱ型患者的一级亲属除大肠癌外,子宫、卵巢、乳腺、胰、胆、胃等癌也高发,应建议定期做有关检查。

HNPCC 的治疗与散发大肠癌近似,以手术为主,手术基本参考广泛性根治切除术。由于本病患者发生异时多原发大肠癌的危险性大,

Lynch 主张对他们施行预防性的大肠次全切除,术后再终身对保留的直肠段做内镜检查。Lin 等报道在术后 18 年时有 37.8%、28 年时有 58.8%发生异时多原发大肠癌,因此主张本病患者应做大肠次全切除,以免日后发生异时多原发大肠癌。1993 年,Mecklin 等报道本病患者做大肠次全切除(保留大肠长度≤35cm)术后随访中再发生大肠肿瘤(腺瘤或癌)的可能性为 24%,而做一般大肠癌根治术者再长大肠肿瘤的机会为 41%,两者有差别,但还不够显著。1997 年,Vasen 等报道 HNPCC 患者在做了大肠次全切除术后 12 年时,有 11%的患者在残留的直肠中又有癌发生。因此本病患者以大肠次全切除治疗虽可减少异时多原发大肠癌的发生,但仍应做内镜监测。好在残留的大肠较短,所以检查较为方便。

HNPCCⅡ型的患者由于患子宫、卵巢癌的危险性明显升高,因此有主张在大肠癌手术时,一并做预防性全子宫及双附件切除。对本病患者术后应长期进行纤维结肠镜随访,对检查阴性者可每 2 年查 1 次。如发现有腺瘤时则应摘除,以免日后癌变,且应至少每年肠镜检查 1 次。Mecklin 对 40 例 HNPCC 患者每 2 年做 1 次肠镜检查,随访 7 年中发现大肠癌 10 例,其中 5 例为 DukesA 期,3 例为 B 期,但有 2 例已属 C 期。一般认为 HNPCC 患者的腺瘤发展成癌的速度较一般人的腺瘤快得多,因此术后应每年做结肠镜检查,至少每 2 年 1 次。

第三节　大肠恶性淋巴瘤

一、临床与病理学特征

胃肠道原发性恶性淋巴瘤好发于小肠和胃,位于大肠者较为少见。大肠淋巴瘤可为肠道原发,亦可为全身淋巴瘤的一部分。原发性大肠恶性淋巴瘤(PCML)是指淋巴结以外的恶性淋巴瘤,临床少见,容易误诊。据复旦大学附属肿瘤医院 1956～1982 年所收治的 1441 例大肠恶性肿瘤病例中,原发性大肠恶性淋巴瘤 20 例,占 1.4％,为仅次于腺癌、类癌之后大肠的第 3 位恶性肿瘤,占结肠恶性肿瘤的 1％～2％。分为原发性和继发性两种。结肠淋巴瘤占胃肠道恶性淋巴瘤的 10％～20％,结肠恶性淋巴瘤,约 70％位于盲肠,可能与该处有丰富的淋巴组织有关;其次是直肠及升结肠。男性和女性之比为 2:1,任何年龄均可发生,平均为 50 岁。

大肠恶性淋巴瘤的临床表现多不典型,主要表现类似结肠其他恶性肿瘤。据报道,复旦大学附属肿瘤医院 1971～1995 年共收治原发性大肠非霍奇金淋巴瘤 94 例,其分布部位以盲肠、升结肠为最多,共占77.7％。有 7 例患者在大肠中有 2 个以上病灶,故应仔细检查,以防手术时遗漏其他病灶。上述 94 例年龄为 8～82 岁,中位年龄 38 岁。本病的症状与大肠癌相仿,以腹痛、腹块、便血、大便习惯改变为常见。但部分患者有发热症状,表现为原因不明的持续或反复发热。腹痛和便血为结肠淋巴瘤主要症状,约占 90％。该病 80％通过钡剂灌肠有异常发现,内镜检查、活检、CT 检查和超声波检查均有助于诊断和肿瘤分期。准确诊断有赖于病理活检。但内镜下活检往往因咬取部位表浅,不能见到肿瘤组织。

大肠恶性淋巴瘤大体标本以环状斑块样增厚为常见类型,其次为隆突块状,较少见为增厚动脉样扩张肠壁。原发胃肠道者,应符合以下几点:①无周围淋巴结肿大;②除病灶部位外未见其他部位病灶;③周围血象正常;④胃肠道病灶仅伴区域淋巴结肿大;⑤肝、脾正常大小。镜下形态分类:组织细胞型占 43％,淋巴细胞型占 29％,混合型占14％,霍奇金病占 3.5％。

根据组织学及免疫学分类,淋巴瘤可分为以下 3 级。

Ⅰ级:限于肠壁。

Ⅱ级:局部病灶血流区域淋巴结。

Ⅲ级:随主动脉周围淋巴结和(或)直接扩展到周围器官。

如肿瘤表面出现溃疡则应与腺瘤、血吸虫病、克罗恩病及溃疡性结肠炎等区别。组织学检查往往需与未分化癌识别,必要时借助于免疫组织化学检查。

二、治疗

目前,对大肠原发性恶性淋巴瘤的治疗多主张采用以手术为主的综合治疗。原发结肠淋巴瘤,以手术切除为首选。术中探察肝、淋巴结、脾等,必要时病理活检证实。由于该病以血行转移为主,病变范围较大,且呈多中心发生,手术除要求整块切除病灶和彻底清除淋巴结外,应注意病变残留及医源性血行转移问题。约 1/3 患者在手术中发现局限于肠壁,不能切除时可做局部放疗,一般在手术后 3～4 周开始。化疗作为全身治疗方式,一般在完成放疗 1～2 个月开始。尤其累及淋巴结者,必行全身化疗。本病对化疗和放疗均较为敏感。霍奇金病以 COPP 方案为主,环磷酰胺 400～600mg,静脉滴注,每周 1、2 天各 1 次;长春新碱 1～2mg,静脉滴注,每周 1、5 天各 1 次;甲基苄肼每日 150mg,口服;泼尼松第 1 周每日 40mg,第 2 周每日 20mg,以后每日 10mg,连服 2 周,停药 1 周。以 3～4 周为一个疗程,每 3～6 个月重复一个疗程,以后 2 个月重复一个疗程,共用 2～3 年。非霍奇金病以 EVAP 方案为主,环磷酰胺 600mg,静脉滴注,每周 1、2 天各 1 次;长春新碱 1mg,静脉滴注,每周 3、5 天各 1 次;阿糖胞苷 50mg,静脉滴注,每周 3、5 天各 1 次;泼尼松第 1 周每日 40mg,第 2 周每日 20mg,第 3 周每日 10mg。以 3～4 周为一个疗程,每 3～6 个月重复一个疗程,以后 2 个月重复一个疗程,共用 2～3 年。化疗效果好,但有 25% 患者死于免疫抑制。

三、预后

国外文献报道,大肠的恶性淋巴瘤 5 年生存率可达 50%,预后较小肠恶性淋巴瘤为好。但复发率较高,为 20%～25%。儿童的预后较成人为佳。1983 年日本 Jinnai 等根治切除 130 例,在腹腔内无淋巴结累及、肿块≤5cm 者预后较好。5 年与 10 年生存率与病理类型有关,在组织细胞型,两者均为 38.9%,淋巴细胞型 43%,混合型 5 年生存率为 43.8%,10 年生存率为 21.9%,而霍奇金病型均为 100%。组织细胞型者有淋巴结转移的 5 年与 10 年生存率均为 18.5%,无转移者分别为 45.4%及 37.1%。

第四节 大肠类癌

类癌是一种特殊类型的肿瘤,初起时属良性,后期则变为恶性并可发生远处转移,但它又不同于腺癌。它起源于肠腺腺管基部的 Kultschitzky 细胞(或肠嗜银细胞),具有内分泌特性,因其具有嗜银性,故又称为嗜银细胞癌。

一、流行病学

国外统计类癌的发生率为 1.5/10 万。国内统计其发病率较高,在上海纺织系统 1972～1977 年 47 余万人次的职工肿瘤普查中,发现直肠类癌 92 例,到 1978 年已检出直肠类癌 125 例,男性中检出率为 27.53/10万,女性为 21.99/10 万。浙江海宁县直肠癌普查 186234 人共发现直肠类癌 34 例,发病率为 18.2/10 万人。美国 Mayo Clinic 报道的 36 万余次直肠镜检查中,共发现 133 例类癌,检出率为 36.9/10 万。可见人群中实际的类癌发病率是相当高的。

类癌在大肠恶性肿瘤中占 0.3%～2%,但是 85.5%的类癌发生在胃肠道,其中结、直肠类癌分别占 6.0%～10%和 15%～16.4%。国内的一组资料统计显示肠道类癌中,直肠类癌 64.3%、阑尾类癌 12.1%、胃类癌 8.2%、结肠类癌 6.1%、小肠类癌 2.2%。Orloff 报道 3000 例类癌患者,其中阑尾类癌 47%、小肠类癌 30.3%、直肠类癌 17%、胃类癌 2.5%、结肠类癌 2%,其他 1.2%。

二、临床表现

类癌根据其所在部位不同而有不同的表现。$50\% \sim 60\%$ 的胃肠道类癌无症状,许多病例是在开腹手术和尸检时偶尔发现。类癌症状多发生在出现并发症时,但由于类癌发生的部位和细胞分泌功能不同,症状各异。除分泌的肽类或胺类活性物质引起相应的临床症状或出现类癌综合征外,一般表现为腹痛、腹部不适、消化道出血、腹部肿块及其所引起的并发症,如胃肠道梗阻、急性阑尾炎等。阑尾类癌可以引起急性梗阻阑尾炎。由于症状缺乏特异性,且类癌发病率低,即使腹部出现肿块、发生消化道出血等并发症,术前仍难以诊断。胃肠道类癌出现类癌综合征已属晚期。

三、治疗原则

手术是类癌主要的治疗手段,胃肠道类癌对于放疗和化疗不敏感。由于原发肿瘤生长缓慢,局部的并发症如梗阻和套叠等常见,所以,尽管存在着转移,类癌也应当切除原发灶。手术时要注意类癌有多灶性和其他肿瘤同时并存的特点,尤其好与胃肠道肿瘤并存,手术探查必须仔细,避免手术遗留。因其发生的部位、大小、生物学行为等不同,治疗方法有较大的差异。

手术治疗原则:对于没有侵及肌层及直径$<2cm$者,可采用局部切除;对于侵及肌层或直径$>2cm$者,应按胃肠道腺癌的切除原则手术。对于类癌综合征的患者最有效的治疗是完全切除原发灶和肝内转移灶,即使肠系膜淋巴结和肝内转移灶不能切除干净,也应争取尽量多切除,这种减负荷手术方法,常可使患者症状获得明显减轻,并可消除致命并发症,延长患者生命。

四、不同部位类癌的特点及处理

1.结肠类癌

结肠类癌是消化道类癌中恶性比例最高的,较少见,以盲肠多见。结肠类癌在消化道类癌中转移率最高,达 60%。结肠钡灌肠或气钡双重造影对原发结肠类癌的诊断很重要,并可发现多中心灶。结肠镜检查时,通过肿瘤组织活检加银反应染色和电镜下观察可作出诊断。

结肠类癌一般认为恶性且常见转移,肿瘤直径多在 2cm 以上,多已浸润肌层或淋巴结转移。结肠类癌由于早期无明显症状,发现时往往已属晚期。肿瘤直径为 1.0～1.5cm 的结肠类癌可考虑结肠镜下电灼摘除,同时应取少量基底组织,如发现有类癌组织残留或肌层浸润,则按早期结肠癌手术原则进行。对这类患者也可考虑用腹腔镜进行手术治疗。Stinner 认为,对肿瘤直径为 1～2cm 的结肠类癌行标准的半结肠切除术是明智的选择。直径>2cm 的结肠类癌有 85%～93%呈浸润性生长并伴有转移,应按恶性肿瘤治疗原则进行手术,包括右半结肠、左半结肠切除术。即使已有肝转移者也不应该放弃手术,应尽量切除原发病灶和肝转移病灶。肝转移灶不能切除时,可选用肝动脉插管注入碘油做栓塞治疗和化疗药物动脉灌注,以限制肿瘤生长。

结肠类癌预后最差,总的 5 年生存率为 50%,主要是因为就诊时已有 80%患者肿瘤的直径>2cm,45%有局部扩散和 38%有远处转移。如果肿瘤直径>2cm,侵及肌层或已有淋巴结转移,中位生存期<12个月。

2.阑尾类癌

阑尾类癌是最常见的阑尾肿瘤,在阑尾各种肿瘤中占 50%～77.5%,原发类癌 38%～40%发生于阑尾。阑尾类癌也是胃肠道类癌中最常见的一种,国外报道阑尾类癌占胃肠道类癌的 47%,其体积小,症状不明显,多在术中或术后发现,发病年龄较轻,多在 30～35 岁。

阑尾类癌无特异性症状和体征,多数病例是因表现为急性或慢性阑尾炎行阑尾切除,或因行腹腔其他手术附带切除阑尾,术后经过病理检查才作出诊断,因此切除阑尾后标本必须常规送病理检查。阑尾类癌主要位于远端黏膜或黏膜下,很少向腔内生长。因此,因肿瘤阻塞阑尾腔引起阑尾炎发作少见,临床上仅有 10% 的患者出现急性阑尾炎的表现。阑尾类癌极少发生转移,表现为良性生物学特性,并无临床症状,在腹腔或盆腔手术时发现。阑尾类癌发生转移或引起功能性综合征者极为罕见。

指导阑尾类癌手术治疗最可靠的指标是肿瘤的大小。类癌转移的可能性取决于原发灶的部位、大小及其浸润深度。因此,对其手术范围存有许多争议。阑尾类癌<1cm,且局限于阑尾而无转移时,生物学特性显示良性表现,做单纯性阑尾切除已足够,这已得到术后长期随访的证明。扩大的根治性右半结肠切除适合于:①阑尾类癌直径>2cm;②阑尾类癌位于根部并已侵及盲肠;③阑尾类癌已侵及阑尾系膜、回盲部肠壁;④区域淋巴结肿大并术中病理快速冷冻活检证实有转移;⑤细胞为未分化型或有丝分裂增加。对于类癌直径>2cm 者,据估计 60% 已存在转移,做右半结肠切除术已无异议。对于类癌直径在 1~2cm 者,手术范围多有争议,多数学者认为要以病理指标来指导手术。当术中未发现而术后病理检查发现阑尾类癌时,年轻者可根据指征考虑再次手术治疗;患者年迈体弱者可不再手术而随访观察,因类癌可随患者的年龄增长而发生退化改变。类癌合并有肝转移时,应根据原发病灶及肝转移的情况,决定是否一并切除。阑尾类癌治疗的关键在于术中发现其存在,探查明确病变范围,决定手术的选择。阑尾类癌术后 5 年生存率为 76%~100%。

3.直肠类癌

直肠类癌以良性多见,起初时多系在直肠指诊时无意中发现。占所有直肠恶性肿瘤的 1% 左右和直肠肿瘤的 0.14%~1.3%。上海纺织系统在直肠癌普查中发现直肠类癌 151 例,发病率 20.47/10 万;复旦大学附属中山医院 60 例消化道类癌中,直肠类癌占 32 例;浙江海宁县直肠癌普查 186234 人共发现直肠类癌 34 例,发病率为 18.2/10 万。直肠类癌多发生于 30～40 岁,男性多于女性。

直肠类癌的诊断有赖于直肠指诊及直肠镜检查。早期病变直肠指诊可触及 0.3～0.5cm 大小、呈扁圆形或圆形的隆起结节,基地部较宽,色灰白或橘黄,表面黏膜完整、光滑、质硬,结节可以推动,确诊有赖于切除后做病理活检。如果肿瘤表面有正常黏膜覆盖,常需取黏膜下肿瘤组织方有价值。一次活检的确诊率不高,常需多次活检才可确诊。内镜超声检查(EUS)对直肠类癌的诊断帮助较大,表现为黏膜内低回声图形,椭圆形肿块边缘清晰,外形光滑,有助于确定患者有无局部淋巴结转移。EUS 是一种有助于选择决定是内镜下手术或是局部切除的最有效方法,能避免不必要的根治性手术。

直肠类癌多为单发,3％为多发病变,一般为 2 个,最多可达 57 个原发灶。有 15％的患者就诊时有淋巴结、肝或其他部位转移,因此直肠类癌本质上属恶性肿瘤。单从组织学上难以判断其良恶性,临床上判断直肠类癌是良性或是恶性可从肿瘤大体上有无肌层侵犯以及是否为多发性来判断其性质。肿瘤直径<1cm,恶变率为 4％,很少累及肌层,几乎不发生转移;直径为 1～2cm 者恶变率为 10％;直径>2cm 者恶变率可达 82％,有肌层浸润和远处转移达 90％。根据复旦大学附属肿瘤医院的数据,肌层浸润是预测直肠类癌 5 年生存率的最重要的预后因素;肿瘤大小和肌层浸润有密切关系,当肿瘤在 1.5cm 以上时,其预测肌层浸润的敏感性和特异性分别为 80.6％和 89.3％。

直肠类癌治疗以手术为主,术式选择取决于原发灶大小、部位、浸润深度和局部淋巴结及肝是否转移。冯福才报道肿瘤直径<1.2cm 者行内镜下摘除,5 年以上随访无 1 例复发或转移。直肠类癌转移率达到 18％。直肠类癌的发现往往早于结肠类癌,对于直径<1cm 的类癌,若未侵入肌层,可通过结肠镜电灼或局部切除,切除距肿瘤 0.5cm 就足够,约有 3％发生转移。直径在 1～2cm 的类癌,有 11％转移,应行包括距肿瘤 2cm 以上经肛门扩大的局部切除术,包括肿瘤周围的正常黏膜

和黏膜下层,术后定期行乙状结肠镜检查。直径>2cm 或局部切除后发现肌层浸润的、明显恶性的,应做经腹直肠前根治性切除,有 74％发生转移。对于切除标本病理检查发现类癌已侵入肌层,原来局部切除后改为广泛切除或经腹直肠前切除术。多发性直肠类癌应做根治术。直肠腔内超声对术前判断类癌的浸润深度及术式选择有帮助。对于已发生肠梗阻而肿瘤又无法切除的患者,应做结肠造瘘术;对发生了肝转移的患者,如果转移灶仍然可以切除的应尽可能切除。类癌转移多见于肝,如病灶局限、全身情况允许,由于类癌生长缓慢,仍可手术切除治疗,可行姑息性原发灶和转移灶切除;如肝转移灶广泛弥漫、全身情况较差,可行肝动脉栓塞、介入化疗或冷冻治疗等,同样可减轻症状,延长患者生存时间。由于直肠类癌的恶性程度较低,也可以考虑进行肝移植。

直肠类癌的预后一般较好。有报道治疗后的 5 年生存率为 18％～94％。复旦大学附属肿瘤医院 103 例Ⅰ～Ⅳ期直肠癌类癌的 5 年生存率为 87％,在 92 例无远处转移的直肠类癌的 5 年生存率为 93.6％。

第十章　大肠癌的预防

大肠癌是一种严重威胁人类生命健康的恶性肿瘤,世界范围内的流行病学调查资料表明,大肠癌在各类恶性肿瘤中的发病率居第 3 位。近年来,随着经济的发展,我国人民生活水平的提高,大肠癌发病率呈现逐年升高的趋势,因此大肠癌预防的意义越来越重要。

1.一级预防

减少消除大肠癌的致病因素,抑制正常细胞的癌变过程。主要包括以下几方面。

(1)饮食调整:虽然大肠癌有一定的遗传倾向,但绝大多数散发性的大肠癌与环境因素,特别是饮食因素密切相关,对饮食干预,可以降低大肠癌的发病率。①能量摄入与大肠癌发生有关,大部分的研究表明,总的能量摄入与大肠癌危险性有关系,无论摄入的能量是蛋白质脂肪还是糖类。减少能量的摄入有可能降低大肠癌的发病率。②大肠癌的发生与动物脂肪和肉类密切相关,有研究表明高脂摄入的妇女与低脂妇女相比大肠癌相比大肠癌风险增加 32％,而肉类中摄入红肉是大肠癌发生的一个强的危险因素,减少食物中脂肪的含量,特别是尽量少吃煎烤后的棕色肉类,有助于减少大肠癌的发生。③纤维素能增加粪便量,稀释结肠内的致癌剂,吸附胆汁酸盐,从而能减少大肠癌的发生,因此在平时的饮食,应该尽量多摄入蔬菜、水果、纤维素,合理饮食,减少大肠癌的发生。④有研究表明,补充维生素 A、维生素 C、维生素 E 能使腺瘤患者的结肠上皮过度增生转化为正常,但目前资料并不支持用抗氧化维生素来预防大肠癌,微量元素与大肠癌的关系,目前研究还不甚详细。叶酸能减少大肠癌的发病,但具体机制不清楚。⑤膳食中的大蒜、洋葱、韭菜、葱中含有的硫醚,柑橘类含有的萜,葡萄、草莓、苹果中含有的植物酚以及胡萝卜、薯蓣类,西瓜中含有的胡萝卜素,都被认为是能够抑制突变,具有抗癌作用。尤其是大蒜,有研究表明,大蒜是具有最强保护作用而使人们免患远端结肠癌的蔬菜。

(2)改变生活习惯:①肥胖尤其是腹型肥胖是独立的大肠癌的危险因素,体力活动过少是大肠癌的危险因素,体力活动可以。影响结肠蠕动有利于粪便排出,从而达到预防大肠癌的作用;②吸烟与大肠癌的关系还不十分肯定,但吸烟是大肠腺瘤的危险因素已经得到证实,目前研究认为吸烟使大肠癌基因产生变异,但需要经过大约40年的时间才能发生作用;③酒精的摄入量与大肠癌有关系,但具体原因不清楚,减少酒精摄入量有利于预防大肠癌;④激素与生殖因素可能影响大肠癌的发生,美国研究表明,单身女性的大肠癌发病率高于结婚女性,有人认为这与激素能影响胆汁酸盐代谢有关。

(3)药物:许多流行病学研究显示,长期服用非甾体类抗炎药者,大肠癌发病率降低。每月服用10～15次小剂量阿司匹林,可以使大肠癌的相对危险度下降40%～50%。但也有研究并不支持这一说法,并且服用非甾体类抗炎药的用量、用药时间、长期应用所致的不良反应也有待于进一步研究。

(4)积极防治肠道疾病:如各种息肉、慢性肠炎(包括溃疡性结肠炎)、血吸虫病、慢性痢疾等。对于肠道息肉更应及早处理。大肠息肉分为5大类,其中腺瘤性息肉是真性肿瘤性息肉,是一种大肠癌癌前病变,所以当发现大肠内有腺瘤时,就应进行治疗,摘除腺瘤并进行病理学检查,希望在良性腺瘤阶段予以摘除,以防大肠癌。如果不予以早期治疗,绝大多数会变成大肠癌,预后是不良的。

(5)高危人群的预防:对大肠癌的高危人群,如①40岁以上男性;②家族性多发性肠息肉患者;③溃疡性结肠炎患者;④慢性血吸虫病患者;⑤有大肠癌家族史的人应定期检查,警惕大肠癌的信号及早期症状,如大便习惯改变,腹泻、便秘交替,大便带血,大便形状变扁变细等。

此外,盆腔接受放射治疗后,大肠癌发病率增加4倍,一旦出现便血、下坠等症状,要及时进行检查。另外,已患有大肠癌的病人,即使残存大肠是正常的,其第2次患大肠癌的可能性也比正常人增加了3倍,因此,此类病人应定期做结肠镜复查。

2.二级预防

肿瘤的二级预防,即早期发现、早期诊断、早期治疗以防止或减少肿瘤引起死亡。大肠癌的发生、发展是一个相对漫长的过程,从癌前病变到浸润性癌,估计需要经过10~15年的时间,这为普查发现早期病变提供机会。普查是二级预防的重要手段。

3.三级预防

三级预防对肿瘤患者积极治疗,以提高患者生活质量,延长生存期。目前对大肠癌患者采取手术治疗为主,辅以适当的放化疗、中医药治疗、免疫治疗,以提高大肠癌的治疗效果。

参 考 文 献

1.姚礼庆.大肠癌的综合防治.上海:上海科技教育出版社,2008

2.金黑鹰,谢英彪.大肠癌防与治.西安:西安交通大学出版社,2010

3.杨宇飞,吴煜,朱尧武.专家帮您解读大肠癌.北京:人民卫生出版社,2014

4.陈峻青,夏志平.胃肠癌手术学(第二版).北京:人民卫生出版社,2008

5.黄照权,黄照河.大肠癌发病机理及其临床防治研究.北京:军事医学科学出版社,2012

6.许岸高,王新颖.大肠癌筛查和早诊早治.北京:高等教育出版社,2011

7.张澜.现代临床大肠癌诊疗学.吉林:吉林科学技术出版社,2012

8.姚礼庆,钟芸诗,胡健卫.大肠癌的早诊早治.上海:复旦大学出版社,2012

9.万德森.结直肠癌.北京:北京大学医学出版社,2008

10.刘振举,武玉波,岳清彩.胃肠道肿瘤早期诊治进展.北京:中国海洋大学出版社,2007

11.姜慧卿.大肠癌早期诊治临床要点.中国实用内科杂志,2008,(09):807-808

12.周立青,张效东.对大肠癌诊治及预防的体会.中国实用医药,2011,6(01):228

13.黄婉芸,黄翠媚,周文敏,杨伟雄.老年大肠癌病人不同肠道准备的效果分析.当代医学,2011,17(16):116-117

14.赵丽中,王宏磊.大肠癌早期诊断研究进展.中国肿瘤,2014,23

（02）：103-108

15.李奕,邰升.大肠癌肝转移治疗进展.中华结直肠疾病电子杂志,2017,6（03）：238-242

16.阿地力·克然木,刘方奇,徐烨.常见遗传性大肠癌的外科治疗.中华结直肠疾病电子杂志,2017,6（03）：243-248

17.王欣.大肠癌高危人群的预防.医疗装备,2016,29（08）：193-194

18.尚本利,尚建伟.大肠癌的预防与治疗.中国社区医师（医学专业）,2013,15（08）：179

19.毛华,黄丽韫.浅谈大肠癌的病因预防.中华临床医师杂志（电子版）,2013,7（16）：7371-7373

20.张建霞.老年大肠癌术后常见并发症的预防及护理.中国中医药现代远程教育,2012,10（01）：117-118